# PRÉCIS HISTORIQUE DE LA DOCTRINE DE L'INFLAMMATION

DEPUIS HIPPOCRATE JUSQU'À NOS JOURS

PAR

J. M. SCAVINI

DE SALUCES (DÉPARTEMENT DE LA STURA),

Chirurgien-Major de la Garde d'honneur de S. A. I. LE PRINCE GOUVERNEUR GÉNÉRAL, Professeur de Clinique externe à la Faculté de Médecine de l'Académie de Turin, Membre de la Société de Médecine de Lyon, Correspondant de la Société de la Faculté de Médecine, et de la Médicale d'émulation de Paris.

*2.e ÉDITION REVUE ET AUGMENTÉE.*

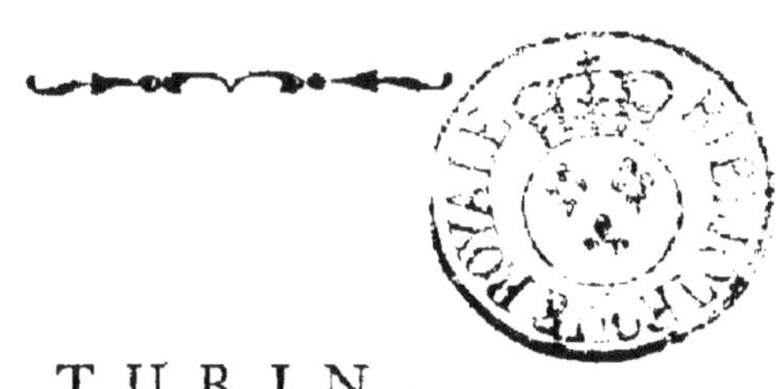

TURIN,
DE L'IMPRIMERIE SOCIALE,
1811.

A

# BÉNOIT BONVOISIN

CI-DEVANT DÉPUTÉ AU CORPS LÉGISLATIF
POUR LE DÉPARTEMENT DE LA STURA,
DOYEN DE LA FACULTÉ DE MÉDECINE,
PROFESSEUR DE CHIMIE PHARMACEUTIQUE,
DIRECTEUR DU MUSÉE D'HISTOIRE NATURELLE,
ET PROFESSEUR A L'ÉCOLE DE PHARMACIE
DE L'ACADÉMIE DE TURIN.
PRÉSIDENT DU JURY MÉDICAL
DU DÉPARTEMENT DU PO,
MEMBRE
DE L'ACADÉMIE IMPÉRIALE DES SCIENCES, LETTRES,
ET BEAUX ARTS,
DE LA SOCIÉTÉ D'AGRICULTURE,
ET DU COMITÉ DE VACCINE DE TURIN,
DES SOCIÉTÉS DE MÉDECINE DE PARIS,
D'AVIGNON, DE CELLE D'ÉMULATION DE GÊNES,
ET DE LA MINÉRALOGIQUE DE JENA,
DE L'ACADÉMIE ITALIENNE DES SCIENCES,
LETTRES ET ARTS,
CORRESPONDANT DE LA SOCIÉTÉ D'AGRICULTURE
DE LA SEINE.

*L'AUTEUR.*

# AVANT-PROPOS.

LA première édition de ce petit ouvrage parut en 1805, époque à laquelle j'étais chargé de l'enseignement de la pathologie chirurgicale, et de la clinique des maladies inflammatoires. Je crus devoir faire précéder à mes leçons écrites un précis historique des principales théories émises depuis HIPPOCRATE pour rendre raison des différens phénomènes qui accompagnent l'altération des forces vitales connue sous le nom d'Inflammation. La doctrine de BOERRHAAVE dominait presqu'exclusivement dans nos écoles ; j'ai pensé devoir la remplacer par celles des vitalistes modernes, et nôtamment du célèbre BICHAT.

Mon intention fut aussi de contribuer, selon mes faibles moyens, *aux améliorations, lesquelles*, suivant l'avis du savant CABANIS, *doivent porter sur le fond de l'art chirurgical lui-même, en en corrigeant le langage scientifique, et en attaquant le caractère trop mécanique de ses principes généraux* (1). Enfin il me parut que ce travail aurait été de quelque utilité à mes élèves. L'événement a répondu à mon attente : j'ai vu avec la plus vive satisfaction que la plûpart d'entr'eux en ont fait l'objet d'une étude serieuse, et qu'il a obtenu un accueil favorable des hommes de l'art les plus accrédités. Ces motifs m'ont déterminé à le réimprimer presque refondu, et avec addition de plusieurs paragraphes, dont d'ultérieures recherches, et les travaux de différens auteurs sur l'inflammation m'ont fourni les matériaux.

Il s'élève de nos jours sur les débris du

(1) Coup d'oeil sur les révolutions et sur la réforme de la Médecine pag. 376.

système de BROWN, proclamé naguère comme un bienfait de la Providence, un nouveau système de médecine dénommé du *contre-stimulus*. Les principes pratiques de ce système, relatifs à la nature de l'inflammation, m'ont donné lieu à faire des observations qui pourront peut-être offrir quelqu'intérêt aux lecteurs par les développemens qui en résultent, utiles au système même que l'on cherche à établir, et à la thérapeutique des maladies inflammatoires.

Si sans théorie il n'y a que routine et empirisme; et si c'est des mauvaises théories que découlent les méthodes curatives plus ou moins défectueuses ou dangereuses, comme on le verra par cet écrit, les personnes de l'art qui aiment ses progrès seront peut-être bien-aises d'avoir dans ce précis un aperçu des principaux écarts de l'esprit humain dans l'explication du phénomène Inflammation, tant qu'elle n'a été tirée que des sciences chimiques, physiques, ou mécaniques; et la lumineuse théorie qu'elles en tireront les aidera à rectifier ou perfectionner le traitement d'une affection, par laquelle commencent, ou par laquelle finissent presque toutes les maladies qui affligent l'espèce humaine.

---

# PRÉCIS HISTORIQUE
## DE LA DOCTRINE
## DE L'INFLAMMATION
### DEPUIS HIPPOCRATE JUSQU'À NOS JOURS.

*Quanti itaque momenti sit inflammationis theoriam veram nosse, et perspectam habere, docent horum morborum numerus, acuties, gravitas, frequentia.*

DE-SAUVAGES Nosol. méthod. tom. 1, pag. 197.

1. Tous les auteurs tant anciens que modernes sont convenus de donner le nom général d'inflammation au gonflement plus ou moins étendu de quelque partie du corps vivant, accompagné de chaleur, de rougeur, de tension, d'une douleur ordinairement pulsative, et très-souvent de la fièvre. Mais il est surprenant que depuis tant de siècles de travaux, de recherches et de découvertes l'on n'ait encore pu tomber d'accord sur la théorie de ce phénomène, ou pour mieux dire, que l'on n'ait pu s'entendre encore sur sa cause prochaine (1). « Nul autre objet, dit fort à propos

(1) Quae vero causa est, ob quam haec symptomata fiant, *disait déjà* GALIEN (de tum. prat. nat.), non modo non

„ l'illustre Professeur M. Pinel, n'a donné lieu „ à plus d'écarts d'imagination, à plus de suppo- „ sitions arbitraires, vaines applications des lois de „ l'hydraulique, effets secondaires transformés en „ causes primitives, etc. etc. „; tout, selon ce savant, “ semble former un obstacle, quand on „ veut réunir en un corps régulier la doctrine de „ l'inflammation (1) „.

Il est naturel de penser qu'une maladie qui a son siége dans le système capillaire artériel, et se manifeste par le trouble et le dérangement de la circulation du sang, ainsi que de celle des autres humeurs dans la partie affectée, ne pouvait être bien connue avant la découverte de cette fonction importante de l'économie animale : mais, ce qui doit paraître bien surprenant, c'est que, même après cette époque, l'on ait voulu travestir la doctrine de l'inflammation des différens systêmes de méde- cine tour-à-tour adoptés et proscrits. Nous allons donc parcourir les principales théories de l'inflam- mation antérieures à la découverte de la circula- tion du sang, pour nous arrêter un peu plus sur celles qui sont postérieures à la connaissance, et à la démonstration de cet admirable phénomène.

---

multitudini hominum, sed ne ipsis quidem medicis omnibus cognitum est.

(1) Nosol. philos. ou la méthode de l'analyse appliquée à la médecine, deuxième édition, tom. 2, pag. 1.

II. HIPPOCRATE a observé l'inflammation dans tous les organes où elle a coutume de se manifester ; il en a connu les formes diverses, ainsi que les circonstances qui en favorisent le développement (1). J'avais dit dans la première édition de ce précis, que le livre des plaies de la tête était l'endroit où il s'explique un peu plus clairement sur cette maladie (2). Des recherches ultérieures m'ont convaincu depuis que la théorie de l'inflammation du Père de la médecine était principalement contenue dans celle qu'il nous donne des fluxions faites par le sang seul, ou mêlé avec la bile, dans son livre *de locis in homine*, théorie qui, quoique toute mécanique, n'est pas à beaucoup près bien différente de celles que l'on a émises après lui, et qui se sont conservées jusqu'à ces derniers temps. Au reste la pathologie humorale qu'il professait, et par laquelle il expliquait les différens aspects, sous lesquels s'offrait l'inflammation, et l'espèce de culte qu'il prêtait à ce qu'il appelait *Nature*, furent la cause que dans le traitement de cette maladie il cherchait presque toujours la coction de l'humeur stagnante, ou la suppuration.

---

(1) V. de cap. vuln. et *les livres* de gland. de flat. et *le premier* de morb.

(2) Ulcera vero quacumque in parte fiant, ob sanguinis fluxum ab iis, quibus continentur, ad inflammationem, et tumorem adducuntur. De cap. vuln. N. 17.

III. CELSE (1), GALIEN (2), BOHERRAAVE et WANSVIETEN (3), ensuite FIORANI (4), BURSERIUS (5) prétendent qu'ERASISTRATE a été le premier à croire que l'inflammation, ainsi que l'agitation générale qui se manifeste dans la fièvre, dépendent du passage du sang des veines dans les artères, lesquelles, dans l'état naturel, suivant ses principes anatomiques et physiologiques, ne devaient contenir que de l'esprit, ou de l'air, en s'appuyant sur ce que les artères dans le cadavre se trouvent ordinairement vides de sang. Il me paraît cependant que cette étiologie de l'inflammation d'ERASISTRATE ait été puisée dans HIPPOCRATE même, qui au livre *de flatibus* paraît assez pencher pour cette opinion. Mais si cette fausse hypothèse, ou pour mieux dire, si cette erreur anatomique eût été excusable dans le VIEILLARD DE COS, dont les connaissances anatomiques étaient si bornées, l'on est en droit d'être étonné qu'elle nous soit venue d'ERASISTRATE, dont l'ardeur pour l'étude de l'anatomie était telle, selon CELSE, que, d'accord avec HEROPHILE, il demanda que plusieurs criminels condamnés à mort lui fussent délivrés pour être

---

(1) In praef. pag. mihi 5.

(2) De us. part. lib. 6. Meth. med. l. 7. De ven. sect. cap. 3.

(3) Comment. tom. 2, pag. 626 et seq.

(4) Saggio sull' infiamm. pag. 26.

(5) Comment. de infl. (Inst. med. pract.) tom. 1, pag. 4.

disséqués vivans: il a par conséquent dû voir souvent le sang sortir des artères qu'il ouvrait pour faire ses tristes et cruelles recherches. Mais, comme dit GALIEN, et comme je l'ai rappelé ailleurs (1), *falsae opiniones animas hominum praeoccupantes non solum surdos, sed et coecos faciunt.* Aussi le Médecin de Pergame ne s'est pas contenté de combattre l'opinion d'ERASISTRATE et de ses partisans avec toute la force du raisonnement et avec les armes mêmes du ridicule, mais il a voulu recourir à la voix impérieuse et irréfragable des faits (2). „ Deteximus nos interdum, *dit-il*, arterias magnas „ oportunas (oportunae sunt quae in brachiis, et „ cruribus existunt), interrogavimusque Erasistrati „ sectatores an ne tum quidem cum detectae fo„ rent sanguis inesse arteriis videretur? Fatebantur „ autem ex necessitate, simul quia ipse Erasistratus „ asseverat cum pellis detrahitur sanguinem in ar„ terias migrare; simul quia sensus ita dijudicat: „ nam ubi funiculo dissectam arteriam utrinque li„ gavimus, et quod in medio comprehensum fue„ rat incidimus, sanguine plenam ipsam esse de„ monstravimus „. Comment après cette simple et facile expérience du Physiologiste Grec le sys-

---

(1) Recher. pathol. sur le gonfl. de la parot. pag. 9.
(2) V. lib. 1 an sang. in arter. contin. De anat. adminis. lib. 7, cap. 16. De tum. praet. nat. cap. 2.

tême d'ERASISTRATE a-t-il pu renaître vers la fin du 18.me siecle (1) ?

IV. Plein de la doctrine d'HIPPOCRATE, éclairé par la dissection des animaux, et versé dans toutes les sciences de son temps, GALIEN nous a laissé sur l'inflammation des principes lumineux qui, joints à ses profondes méditations et à ses travaux immenses, justifient en partie la domination presque despotique qu'il a exercée dans la médecine jusque vers la fin du 16.me siecle (2).

Après avoir enseigné dans le livre *de inaequali temperie* la maniere dont se forme l'inflammation, et quelles en puissent être les différentes terminaisons; et après avoir même observé que, soit par la légèreté de sa cause, soit par la constitution du sujet, ou par la nature de l'organe affecté, le systême peut ne pas s'en ressentir, c'est-à-dire, qu'il peut y manquer la fièvre (3), voici la définition qu'il nous en donne. " Solent Graeci nomen hoc ,, dicere de partibus, quae in majori tumore sunt, ,, carnosis, intentis, renitentibus, pulsanti dolore ,, dolentibus, et calido, et rubentibus (4) ,,. La

(1) V. ROSA Lett. sopra alcune curios. fisiol.
FIORANI op. cit. pag. 29 et 30.
SCUDERI introd. alla stor. della med. pag. 126.
BRERA opusc. pathol. tom. 3, pag. 50 et suiv.
TOMMASINI lez. di patol. e fisiol. vol. 3, pag. 103.

(2) V. SCUDERI l. c. pag. 31.

(3) V. aussi de puls. ad Thyr. libell. cap. 2.

(4) De tum. praet. nat. cap. 2.

description et l'explication des symptômes de l'inflammation, tracée par GALIEN, est très-exacte et très-ingénieuse; elle a été admise presqu'en totalité, et admirée par les auteurs, qui après lui ont écrit sur cette affection: en effet il voyait déjà dans une partie enflammée les mêmes phénomènes qui nous ont été détaillés par ces derniers: " Si incidatur pars inflammata, *dit-il encore*, apparet „ multus sanguis effusus, et totus locus evidenter „ sanguine plenus quemadmodum spongiae madefactae „; ce qu'il observe en opposition de la théorie susénoncée d'ERASISTRATE, et conclut " in „ inflammationibus autem omnia sanguine replentur ex vasis quidem ipsis per tunicas resudante; „ in omni vero carnis particula more roris permixto „; et il avait aussi observé que ce passage du sang, à travers les pores des tuniques des vaisseaux, n'avait lieu qu'après qu'elles avaient été remplies et distendues par la quantité excessive du sang qui y afflue (1), ce qu'il répète encore ailleurs en parlant des différentes espèces d'inflam-

(1) Cum sanguis calidus copiosior in aliquam animalis partem procubuit, majora ejus vasa protinus distenduntur, quae plenitudinem non ferunt: ab iis deinceps quae minora sunt. Mox ubi nec in iis satis contineatur, exsudat foras in ampla illa spatia, quae inter vasa sunt, sic ut etiam omnia, quae in composita carne habentur loca occupet. Meth. med. lib. 10, cap. 6. V. aussi lib. 23, cap. 1 - 5.

Et voilà déjà établi par GALIEN l'*error loci* devenu si célèbre sous le grand BOERRHAAVE, comme nous verrons plus bas.

mation. « Haud longe vero a phlegmone abest, „ *ajoute-t-il*, et alius morbus, quem Graeci *ery-* „ *sipelas* vocant (1) „. Mais il avait déjà remarqué, et il le répète ici, que dans l'érysipèle il prédomine un principe bilieux, d'où dérivent les variétés des phénomènes sensibles de cette espèce d'inflammation; et à cet égard il a été copié par presque tous ses successeurs. Nous voyons même qu'à peu de différence près, cette étiologie de l'érysipèle est celle que l'on soutient, et que l'on enseigne encore aujourd'hui (2), quoiqu'à la vérité l'on puisse se rendre raison de la couleur orangée de cette tumeur, ainsi que de la nature de la douleur qu'elle cause, et des symptômes internes et généraux dont elle est quelquefois accompagnée, sans recourir à la présence dans la partie enflammée d'un

---

(1) Ibid. l. 14, cap. 1, 2, 3. De art. curat. ad Glauc. L. 11, c. 1. De diff. febr. l. 1, cap. 3.

(2) Cette théorie de l'érysipèle a trouvé naguère un fort soutien dans M. BAUMES très-célèbre Professeur de Montpellier, qui dans ses *Fondemens de la science méthodique des maladies* adopte pour leur classification un système appuyé sur la connaissance de leurs causes chimiquement considérées, et il les range toutes en cinq classes. Dans celles de la deuxième, qu'il nomme *oxigénèses*, se trouvent compris la phlegmose, le phlegmon, la phlegmonotie etc. L'érysipèle, la phlogose et toutes les inflammations cutanées sont placées dans la troisième classe, ou *hydrogénèses*. Je ne connais cet ouvrage que par l'extrait qu'en a donné le savant M. BOUVENOT dans le nouveau Journal de méd. de *Paris, tom. 8, an XII.*

sang surchargé de principes bilieux (1). S'il était dans mon plan de parler du traitement de l'inflammation, je pourrais encore présenter GALIEN nous donnant les meilleurs préceptes pratiques sur la cure de cette maladie, comme il en a été un des plus ingénieux et des plus savans pathologistes : et que nous aurait laissé à désirer sur la doctrine théorique et pratique de l'inflammation cet homme profondément instruit et très-laborieux, s'il eût pu profiter des découvertes de l'anatomie, des progrès de la physiologie, el du perfectionnement de toutes les branches de l'art de guérir, dont nous sommes actuellement entourés ?

V. C'est sur la doctrine de GALIEN qu'est calquée celle que nous ont laissée sur l'inflammation ORIBASE (2), ÆTIUS (3), PAUL D'EGINE (4), FERNEL (5), RIVIERE (6), et tous les autres Galénistes, lesquels aux divisions déjà établies par leur chef, et déduites de la qualité et de la nature de l'humeur qu'ils croyaient former la cause matérielle de la maladie, ont ajouté celle de l'inflammation aigue ou faite par fluxion, et inflammation chronique

(1) V. ci-dessous la théorie de BOERRHAAVE et de WANSVIETEN.
(2) Synops. l. VIII, c. 24.
(3) Tetrabibl. IV, serm. 2, c. 31.
(4) De re med, l. IV, c. 17.
(5) Pathol. l. VIII, c. 2.
(6) Prax. med. l. 1, c. 11.

ou par congestion. Nous verrons dans le temps quelle doit être la valeur de cette distinction.

VI. Devenus dépositaires des livres de médecine, d'histoire naturelle, et de physique, qui avaient échappé à la fureur destructive des Musulmans lors de la conquête d'Egypte par les Sarasins, les Médecins Arabes s'attachèrent sur-tout aux ouvrages d'HIPPOCRATE et de GALIEN (1). Mais la noble simplicité et l'étonnante précision du premier ne pouvant guère plaire à leur esprit subtil et minutieux, ils montrèrent une prédilection marquée, un vrai enthousiasme pour les volumineux écrits de GALIEN, lesquels, traduits, commentés, défigurés même de cent manières, n'en cessèrent pas moins d'être leur guide principal. L'on n'a qu'à consulter l'immense ouvrage d'AVICENNE pour se convaincre de l'entière adhésion tant de cet auteur que de RHASES et de HALY-ABAS à la théorie de GALIEN sur la cause prochaine de l'inflammation, qu'ils divisent de même en phlegmon, et érysipèle, suivant la nature du principe qu'ils croyaient en constituer la cause matérielle (2).

---

(1) V. PORTAL Hist. de l'anat. et de la chir. tom. 1, pag. 134.
CABANIS op. cit. pag. 117 et suiv.
MAHON Hist de la méd. clin. pag. 169 et suiv.
SCUDERI op. cit. pag. 40 et 41.

(2) V. AVICENNE lib. 1, fen. 2, cap. 5, et l. 4, fen. 3 c. 1 - 5.

VII. Les dogmes de GALIEN sur l'inflammation, dont la justesse a été d'autant plus étonnante, que cet écrivain célèbre manquait des lumières indispensables d'une saine physiologie, et ignorait le véritable circulation du sang, ses dogmes, dis-j, ainsi que toute la masse de ses innombrables préceptes pratiques ont failli d'être anéantis par la formation de la secte des médecins chimistes ou alchimistes ; cette secte a dû son origine aux idées encore informes que firent passer en Europe sur la chimie ces mêmes Arabes, qui nous conservèrent les trésors de la médecine grecque (1), secte, dont le plus fou des médecins, pour me servir de l'expression de BOURDEU, citée par M. CABANIS, et le plus orgueilleux des charlatans, PARACELSE, a été un des principaux athlètes, malgré l'incohérence de ses principes, l'absurdité de ses prétentions, et l'extravagance de ses procédés. Ce novateur audacieux dans ses écrits presqu'inintelligibles a substitué aux quatre humeurs radicales de GALIEN le soufre, le sel, et le mercure comme causes matérielles de toutes les maladies ; et en parlant de l'inflammation il avance que par-tout où elle se manifeste l'on ne doit l'attribuer qu'à la présence de l'arsenic dans le sang qui engorge la partie enflammée, tandis qu'ailleurs il fait dépendre la for-

(1) CABANIS, SCUDERI ibid.
MAHON l. cit. pag. 256 et suiv.

mation des bubons pestilentiels de l'action du sel sur le soufre : de là sa grande et unique confiance dans le nitre pour appaiser et guérir toute sorte d'inflammation (1). Mais laissons l'absurde théorie de PARACELSE pour nous occuper de celle d'un autre ardent alchimiste, et ennemi également implacable du galénisme, quoique plus modéré, et plus méthodique, VANHELMONT.

VIII. Au milieu d'un tissu informe, de raisonnemens abstraits, d'explications obscures et presqu'inintelligibles, et d'indications ou chimériques et illusoires, ou fausses et dangereuses, VANHELMONT nous a laissé sur la physiologie et la pathologie des principes, et des vues fort utiles qui, joints à ses expériences curieuses et à ses découvertes en chimie, lui mériteront à jamais l'estime et la reconnaissance des personnes de l'art (2). Nous ne nous arrêterons que sur la théorie de l'inflammation, concernant laquelle nous emprunterons les paroles mêmes d'un de ses plus illustres commentateurs, et des plus élégans écrivains, le célèbre VICQ-D'AZYR

(1) Nulla enim inflammatio, nulla escara fit nisi ex arsenico processerit : universae itaque aegritudines, quae inflammant, tumefaciunt, et escarizant tam in membris internis, quam externis, ex arsenico manarunt. Tract. 1, pag. 171.

Dum enim a potentia salis sulphur in sanguine incenditur, flamma, ac ardor in carne excitatur. Tract. 1, pag. 376.

(2) V. SCUDERI l. cit. pag. 52.
CABANIS l. c. pag. 155 - 160.
MAHON l. c. pag. 259 et 298.

(1). Elle est tirée des effets que produit un stimulant quelconque sur une partie sensible et irritable.

L'on sait que le principe de ces deux propriétés vitales était appelé *archée* par VANHELMONT. La cause irritante, ou le stimulus est exprimé par une épine, ou aiguillon : *spinæ paradygma.*

„ Communem adducam experientiam in exem- „ plum, *dit-il* (2) ; sit spina parti alicui infixa, „ cui succedit in instanti dolor, a dolore mox pul- „ sus, a pulsu cruoris affluxus, unde tumor, fe- „ bris, apostema etc. . . . . . spina ergo per se mo- „ vet caetera. . . . . „. Et ailleurs (3) voulant rendre raison de la chaleur et du gonflement inflammatoire, il dit : " Spina querna digito infixa actu, „ et potentialiter frigida mox digito excitat calo- „ rem praeter naturam, non quidem quod calidi „ humores affluant, quasi per spinam eo convo- „ cati expectassent spinae vulnus, et qui alias suis „ sedibus temperati resedissent : siquidem cruor vul- „ neri proximus primus accurrit, aditum venienti „ cruori præripit : et ipse per se quoque non ca- „ let, sed ex gratia vitalis spiritus. Itaque inflam- „ matio, et tumor cum pulsu duro, dolore, et „ calore a solo spiritu casualiter, ab infixa vero

---

(1) V. Œuvres tom. 6, pag. 23 et suiv.

(2) Pleur. fur. pag. 245, N. 13. Ignot. hydr. pag. 321, N. 50.

(3) De lith. pag. 68, N. 185, et pag. 74, N. 28.

„ spina occasionaliter procedunt „. Il applique la même théorie au développement de la fièvre; “ Cet „ exposé simple et vrai, dit VICQ-D'AZYR, est „ l'image de ce qui se passe dans les inflamma- „ tions plus ou moins étendues. Réfléchissons sur „ les circonstances de ces différens phénomènes.

„ La tumeur phlegmoneuse qui contenait l'épine „ ou aiguillon était un composé de vaisseaux san- „ guins, lymphatiques, de nerfs, de tissu cellu- „ laire et de membranes, dont le sang a d'abord „ rempli toutes les cavités; distendu les vaisseaux, „ et pénétré dans le tissu cellulaire, il a comprimé „ les nerfs, et distendu les membranes. Qu'on n'ou- „ blie pas que tout cet appareil a été précédé de „ douleur et de déchirement de quelques fibrilles „ nerveuses „. C'est la théorie de GALIEN exposée plus clairement et traduite en français, et à laquelle VICQ-D'AZYR a donné des développemens fort ingénieux. Mais quels seront les corollaires pratiques que nous tirerons de cette séduisante doctrine afin de résoudre l'inflammation et prévenir la formation de l'abcès? Car VANHELMONT ne croyait pas, comme les humoristes, que la suppuration soit très-souvent indispensable. “ Spina evulsa, *ajou- „ te-t-il*, facile cessat reliquum. . . . Incumbendum „ ergo spinae evellendae, ne diutina mora absces- „ sum faciat *spinosum* „.

Il est des fondateurs d'un système et de leurs chauds apôtres d'être toujours extrêmes: nous aufons occasion de le faire remarquer dans tout le cours de cet écrit. Sur la chimérique idée que toutes les maladies inflammatoires étaient produites par un acide mal-faisant qui coagulait le sang et les autres humeurs, Vanhelmont blâme hautement l'emploi de la saignée, et de tout l'appareil antiphlogistique, et met toute sa confiance dans les stimulans et puissans diaphorétiques, les seuls capables, suivant lui, de dissoudre et d'expulser hors du corps la cause occasionnelle de ces affections, ou l'*épine*. Mais si les symptômes de douleur, de chaleur et de tumeur proviennent *casualiter* de l'*archée* ou du principe vital qui anime la partie malade, et si l'excitement de ce petit *archée* se transmet au principal, et à tout le systême, *unde febris*, la sortie de l'épine suffira-t-elle seule pour apporter le calme et rétablir l'ordre dans les actions vitales soit du systême, soit de la partie ? Il nous avait cependant déjà averti, *a solo archeo naturaliter non minus morbum, quam sanitatem derivare* (1). Il sera donc facile à déduire quel ait dû être le résultat d'une semblable méthode dans le traitement des phlegmasies.

IX. Adonnés à la même secte, Deleboe Sylvius et Thomas Willis se sont cependant écartés de leurs prédécesseurs lorsqu'il s'est agi d'établir une théorie de l'inflammation, qu'ils rapprochèrent de

---

(1) De morb. archeal. pag. 337, N. 5.

celle de GALIEN, en méprisant toutefois la doctrine des quatre humeurs radicales. Afin que l'inflammation se forme en quelque part il est nécessaire, dit ce dernier, que le sang qui, " dum valide „ effervescit, simulque in transitu suo impeditur, „ ubique loci primo obstructionem, et consequenter inflammationem ciet . . . . . ; nisi bina haec „ concurrant; a morbo immunitas est „. Et il tâche de le prouver par des raisonnemens, et des inductions pleines de sagacité, et toutes tirées de la doctrine qu'il avait déjà émise sur la composition du sang, sur son mouvement, et son effervescence (1).

Ce que WILLIS voyait dans le sang encore circulant dans les vaisseaux, savoir l'effervescence comme cause prédisposante de l'inflammation, DELEBOE SYLVIUS ne le suppose qu'en conséquence de sa stagnation. Il pense que l'inflammation ait lieu lorsque le sang, après avoir engorgé les vaisseaux capillaires d'une partie, et passé même à travers leurs tuniques dans les aréoles du tissu cellulaire circonvoisin, ou étant épanché hors de ses vaisseaux (comme GALIEN l'avait déjà enseigné), entre en effervescence par l'évaporation de ses parties spiritueuses, subtiles et volatiles, propres à émousser l'action des molécules salines et spi-

(1) V. De febr. pag. 30 - 35.

ritueuses; ces molécules, devenues selon lui plus acres et picotantes, réagissent avec plus d'intensité les unes sur les autres, et excitent dans cette humeur une effervescence chaude, d'où la sensation de chaleur incommode qu'éprouve le malade dans la partie enflammée (1); la même théorie, c'est-à-dire, la stagnation et l'effervescence consécutive du lait sert encore à DELEBOE pour expliquer le développement de l'inflammation des mamelles (2).

Il y a très-peu de différence, quant au fond, entre les méthodes de traitement proposées par ces deux auteurs: mais celle de WILLIS est plus raisonnable et plus sûre que celle de SYLVIUS, qui voulait toujours, selon le précepte de VANHELMONT, que l'on mît en usage les sudorifiques et les alexipharmaques.

X. De tout temps, et à l'occasion de toute innovation, même eclatante, introduite dans quel-

---

(1) V. Prax. med. lib. 1, cap. 40, §. 14 et 15, et cap. 49, §. 36.

(2) Lib. 3, cap. 7, §. 43. " Quemadmodum a sanguine, sic et a lacte in vasis suis subsistente, aut extra ipsa effuso existimo fieri inflammationem, avolantibus nempe partibus magis spirituosis, et acrimoniam majorem nanciscentibus partibus acidis, mox tum salinis effervescentiam excitantibus. Existimo namque in omni inflammatione calorem illum ardentem produci ab utroque ", *c'est-à-dire*, par l'esprit acide et le sel lixiviel, dont il se flatte d'avoir le premier découvert et démontré la présence dans le sang, V. Tract. 1, cap. 9, §. 13.

que branche des connaissances humaines, il existe des hommes d'une trempe d'esprit assez forte pour ne pas se laisser entraîner par le torrent des opinions dominantes. ETTMULLER nous en fournit un exemple à l'égard de la doctrine de l'inflammation. Presque contemporain des deux derniers auteurs, et aussi célèbre qu'eux dans la secte chimique, il n'en a cependant pas adopté les principes relativement à la pathologie. Ce savant nous a laissé deux théories de l'inflammation, qui paraissent avoir été publiées à des époques diverses: nous n'en rapporterons ici que la partie la plus essentielle. Dans la première, qui s'approche de plus de celle admise presque généralement aujourd'hui, et qu'il a copiée presqu'en entier de VANHELMONT, il établit que la chaleur augmentée dans la partie doit être considérée comme le principal résultat de l'inflammation; et après avoir émis son opinion, fort difficile à comprendre, sur l'origine de la chaleur animale (1), il observe qu'il en est bien autrement de la chaleur morbifique et excessive, qui se manifeste dans les inflammations: et pour mieux se faire entendre, il emprunte de VANHELMONT, qu'il transcrit presque textuellement, l'exemple tiré de l'épine ou aiguillon (2), qu'il considère comme cause occasionnelle de toute in-

(1) Tom. 1, pag. 237.
(2) Pag. 330.

flammation : " Talem autem spinam in omni calore aucto, et inflammatione partium deprehendimus : talis spina est ex. gr. in grumo lactis in mammis coagulati : acidum istud in pleuritide, quod pungit pleuram, talis in ictu apum: par ratio est si pulvisculus oculo illapsus spinae ad instar eundem irritet ; seu acre acidum in variolis . . . . . Talis etiam spina est in vino quando ab aegro vulnerato hauritur etc. ". Il répond ensuite à ceux qui croient que la chaleur est produite par l'amas, et le mouvement augmenté du sang dans la partie, en faisant observer, que déjà avant que la tumeur inflammatoire soit formée il y existe une chaleur plus ou moins intense, quelquefois même excessive : l'accumulation du sang dans la partie, ajoute-t-il, est un symptôme consécutif, et non la cause de la chaleur augmentée : car par la douleur les fibres se contractent, les veines se rétrécissent, et le retour des humeurs est empêché ; de là la stagnation, ensuite la tumeur sanguine et l'inflammation. " Ergo, *conclut-il sagement,* causa tumoris non est sanguis, sed irritatio dolorosa, seu spina, quae in causa interna semper est acidum partibus corporis extra ventriculum hostile, ", suivant les principes de VANHELMONT, avec lequel il avait aussi énoncé que *evulsa spina cessat omnis inflammatio et dolor.* Il est cependant bon de remarquer que dans une dissertation pathologique soutenue quelque temps après sous sa présidence sur la pléthore (1), on lit que *non raro inflammationes ex ejus (sanguinis) stagnatione succedunt.*

Mais, ce qui est bien plus singulier, c'est qu'après les principes lumineux contenus dans sa première théorie de l'inflammation ETTMULLER, comme s'il n'en avait encore rien dit, ou qu'il l'eût oublié, traitant à la section 18.me *de sanguinis ex partibus refluxu vitiato, et exinde orta inflammatione* (2), établit que les tumeurs appelées inflammations proviennent absolument de la congestion et de la stagnation du sang dans les artères et veines capillaires, et dans les aréoles des tissus de la partie, et que cela provient de ce que les artères y en apportent au-delà de ce que les veines en puissent reprendre, et renvoyer vers le cœur. La cause prochaine matérielle de toute inflammation, ajoute-t-il, est le sang qui engorge et stagne dans une partie, parce qu'il y a quelque obstacle à son passage des artères dans les veines, et à son retour de ces dernières vers le cœur, de manière qu'il en soit porté à l'endroit affecté par les artères beaucoup plus de ce qu'en reprennent les veines pour le reconduire vers le cœur.

Il entre ensuite dans l'explication des quatre

(1) Tom. 1, pag. 412.
(2) Tom. 2, pag. 348 et suiv.

phénomènes caractéristiques de l'inflammation, la rougeur, la chaleur, la tumeur et la douleur: ce qu'il dit à cet égard est fort ingénieux: il analyse ensuite les différentes périodes de cette affection dans les organes divers, qui en sont le siége; de là il passe en revue les différentes causes soit externes, soit internes de l'inflammation, et il ne voit parmi les premières que des agens de spasme, de constriction, de resserrement des fibres et des vaisseaux, d'où la gêne et l'empêchement de la libre circulation du sang dans les veines capillaires, et conséquemment la stagnation et la phlogose. Les causes internes sont, 1.° un sang trop épais, trop peu délayé, et manquant du véhicule aqueux nécessaire; ou bien l'amas et la coagulation d'une portion de ce liquide arrêté en quelque partie; ce qu'il tâche de prouver par des raisonnemens plus ou moins subtils et abstraits. La seconde cause interne de l'inflammation réside dans un vice ou vital, ou organique de la partie qui doit s'enflammer, et qui sera ou plus sensible que dans l'état naturel, susceptible par conséquent d'être facilement atteinte de constriction spasmodique, capable de gêner la circulation du sang; ou bien deviendra incapable de s'opposer à la stagnation; il croit que cette dernière circonstance puisse avoir lieu ou par atonie, c'est-à-dire, par la diminution de l'excitement de la partie, ou par faiblesse du tissu qui a déjà été attaqué d'inflammation, ou enfin par un reste d'une cause quelconque de cette maladie, qui ait déjà eu lieu. Il s'efforce après cela de prouver ce qu'il avance en s'aidant des lumières de la physiologie de son temps, et il fait voir par là que si son mérite, comme quelque écrivain le remarque, n'est que celui d'un compilateur, on ne peut cependant lui refuser les connaissances nécessaires pour donner à ses écrits un air d'originalité, qui le fait lire avec intérêt, et qui le fait distinguer du simple copiste, et du plagiaire impudent.

XI. Ce que les Médecins de la secte chimique ont fait à l'égard des Galénistes a été répété envers les premiers par les Mécaniciens, qui trouvèrent d'autant plus de facilité à terrasser leurs antagonistes, que les malheurs attachés au traitement des maladies inflammatoires, d'après les principes erronés et absurdes des chimistes, ont dû donner l'éveil aux gens de l'art de toutes les nations, que la découverte de la circulation du sang, démontrée alors d'une manière incontestable par l'immortel Harvei (1) portait déjà assez vers les théories mé-

---

(1) La gloire de cette découverte importante lui avait été cependant préparée par plusieurs anatomistes italiens.

V. Portal hist. de l'anat. et de la chir. tom. 2, p. 468.

Cabanis loc. cit. pag. 166.

Scuderi pag. 54 et suiv.

Malacarne dell' esistenza, ed influenza dei diversi sistemi nell' economia animale (Brera comm. med. tom. 2).

caniques, avec lesquelles il paraissait très-facile non seulement de rendre raison de cette étonnante fonction, mais d'expliquer même tous les autres phénomènes du corps vivant sain et malade.

A la tête des Médecins de cette secte les plus savans écrivains placent l'illustre BELLINI de Florence, qui, instruit dans l'anatomie par l'immortel MALPIGHI, et par le célèbre BORELLI dans les mathématiques qu'il cultiva avec autant de zèle que de succès, crut pouvoir en appliquer les lois et les formes à la physiologie et à la pathologie, et expliquer par ce moyen tous les phénomenes moyennant l'application de la physique des corps inanimés (1).

C'est d'après ces principes qu'il a donné sur l'inflammation une théorie, laquelle, quoique défectueuse, n'en décèle pas moins un génie actif et perçant dans l'auteur (2). Afin qu'une inflammation ait lieu dans quelque partie, BELLINI admet bien aussi quelquefois avec VANHELMONT la nécessité d'un stimulus, mais d'après les principes énoncés par ETTMULLER dans la seconde théorie de l'inflammation, il en borne l'effet à un resserrement spasmodique des vaisseaux de la partie :

(1) SCUDERI pag. 68.

(2) De sang. miss. pag. mihi 119, 120. De febr. prop. pag. 259. De morb. cap. pag. 378 et seq. De morb. pect. pag. 470 et seq.

dès-lors le sang n'y pouvant plus librement circuler, remplira et distendra ces mêmes vaisseaux par son afflux continuel; et suivant que le tissu de la partie sera plus ou moins dense et compacte, plus ou moins riche en vaisseaux sanguins, il en résultera ou une simple douleur, ou une érysipèle, une phlogose, ou finalement une vraie inflammation, un phlegmon avec tous ses symptômes caractéristiques.

Ce qu'est capable de produire un stimulant quelconque, sera de même opéré par la lenteur ou l'épaisissement du sang, dont les molécules se trouvant ou directement ou indirectement disproportionnées à la cavité des vaisseaux capillaires, les obstrueront, et de là s'ensuivra, selon lui, l'accumulation et la stagnation du sang, et conséquemment l'inflammation. Mais en supposant que l'obstruction ou le resserrement spasmodique d'un certain nombre d'artères capillaires produits par une cause quelconque doive nécessairement augmenter la vîtesse et l'impétuosité du sang dans les vaisseaux libres en raison directe des obstacles qu'ils auraient à surmonter, en accordant même que ce mouvement augmenté s'étende ensuite jusqu'au cœur, dont les battemens devenus plus forts et plus fréquens causeraient la fièvre, Bellini, et avec lui tous les mécaniciens n'ont pas fait attention que d'après les lois mêmes de l'hydraulique le sang empêché par une obstruction de passer outre, loin d'acquérir une plus grande vîtesse de mouvement, en perd au contraire une partie par la résistance qu'il rencontre à son libre passage, et que par cette résistance même l'action du cœur gênée et affaiblie ne pourra plus communiquer la même vélocité à la masse circulante du sang. A l'appui de ces observations, énoncées avec un esprit vraiment analytique par FIORANI (1), viennent les expériences de l'illustre HALLER, desquelles il résulte que liant un rameau artériel, le sang qui rétrograde du point obstrué du vaisseau se jette dans les collatéraux, dont à la vérité les pulsations deviennent plus fortes par le passage dans leur cavité d'une quantité de sang plus grande qu'auparavant; mais la vélocité de la circulation reste la même, et le vaisseau lié diminue considérablement de diamètre. Et d'ailleurs combien de fois n'a-t-on pas vu des obstructions considérables dans des organes même importans à la vie n'être suivies d'aucune inflammation, tandis que la plus petite irritation exercée sur une partie très-sensible en excite souvent de très-graves et dangereuses? Ainsi donc le raisonnement, l'observation et l'expérience s'accordent pour désabuser les mécaniciens de leur séduisante théorie, et les convaincre en même temps

(1) Loc. cit. pag. 45 et seq.

que les phénomènes admirables de l'économie vivante se refusent absolument à toute analyse, à toute explication, uniquement basées sur les lois fixes et constantes du mouvement des corps, de l'hydrostatique et de l'hydraulique (1).

XII. J'ai dit ci-dessus que les différentes théories de l'inflammation avaient pris la teinte des nombreux systêmes qui régnèrent dans la médecine. Ainsi par la même raison que la physiologie et la pathologie des mécaniciens ne pouvaient à moins que d'être un tissu d'hypothèses hardies à la vérité et ingénieuses, mais plus ou moins erronées et absurdes, leur application au traitement des maladies, qu'ils attaquaient par des méthodes toujours actives et turbulentes, devait avoir le plus souvent de fâcheux résultats, et justifier ainsi les oppositions et les sarcasmes que lançaient de toute part contre un tel systême les Médecins observateurs et philosophes.

C'est parmi ceux-ci que s'est particulièrement distingué G. E. STAAHL, un des plus savans et des plus illustres médecins et des plus célèbres

---

(1) V. FIORANI loc. cit. pag. 45.
BURSERIUS l. c. pag. 67.
SCUDERI pag. 12.
BICHAT anat. génér. tom. 1, pag. LII à LIV.
RICHERAND nov. élém. de phys. pag. 108 et suiv.
DUMAS princ. de phys. tom. 1, pag. 216.
CABANIS l. cit. pag. 247 - 250, et 414 - 418, etc.

chimistes de l'avant-dernier siècle, chef de la fameuse secte *autocratique*, ou *animiste*. Doué d'un esprit sublime et pénétrant, penseur profond, et métaphysicien subtil, STAALH reconnut des premiers l'absurdité de l'humiliante et insoutenable hypothèse des mécaniciens, dont il dévoila et démontra les défauts, en en exagérant peut-être aussi la malheureuse influence sur la pratique; et sur les ruines de ce systême il en a fondé un autre, d'après lequel tous les mouvemens et toutes les fonctions de l'économie animale étant excités et dirigés par un principe immatériel, ou l'*ame*, l'inflammation ne devait paraître à ses yeux qu'une conséquence du mouvement tonique des vaisseaux augmenté par ce même principe pour surmonter l'obstacle que leur obstruction, la stase, et la congestion du sang mettaient à la liberté et à la facilité de la circulation. Sur ces principes STAALH définit l'inflammation " eximius et verus quidem calor ultra naturalem gradum in parte aliqua corporis coortus cum tumore, rubore, duritie, et exquisitiore patientis sensu; in primis autem qualiscumque partis ita affectae sive a motu, sive ab attactu ulteriores tensiones sensui molestissimas reddens "; et il avait déjà dit un peu avant: " Stasis sanguinis tamquam certissimum inflammationis subjectum, primum, et praecipuum. Quandoquidem aestus quidam, imo ardor obtingere potest sine vera completa stasi actuali; non vero

„ inflammatio (1) „. Comme GALIEN et d'autres auteurs, STAAHL fait observer que l'inflammation ne se présente jamais aussi facilement, qu'elle n'est en aucun endroit aussi intense que dans les parties, auxquelles le sang se porte en plus grande abondance ; et il redit ici qu'en toutes circonstances l'inflammation reconnaît le sang pour cause principale matérielle.

La théorie de STAALH était pour le moins au niveau des meilleures de son temps ; mais l'espèce d'inaction qu'il commandait dans toutes les maladies par la seule crainte de déranger les mouvemens excités par le principe immatériel, la réserve outrée qu'il exigeait dans l'emploi des remèdes, et de tout moyen curatif dans une maladie aussi grave, et parcourant ses périodes avec autant de célérité, devaient avoir la plus grande influence sur les terminaisons souvent funestes de l'inflammation, dont le traitement, d'après les préceptes des meilleurs auteurs de tous les temps, exige les secours les plus prompts et les plus énergiques.

XIII. Un des plus ardens partisans de STAAHL concernant la doctrine de l'inflammation est le célèbre DE-SAUVAGES, qui, en s'appuyant des principes mêmes tirés de la mécanique et de l'hydraulique pour détruire le système des mécaniciens sur

---

(1) V. Théor. méd. ver. pag. 830 et suiv.

les suites de l'obstruction, et invoquant encore les lois de la physique sur l'élasticité des corps pour prouver l'impossibilité du mouvement accéléré du sang dans cette circonstance, a recours, de même que STAALH, au pouvoir de l'ame sur le cœur, dont les battemens doivent par conséquent devenir plus forts et plus accélérés ; et l'impétuosité des humeurs plus grande afin de vaincre et surmonter les obstacles existans (1). « Mais ses réflexions, observe BURSERIUS, quoique vraisemblables et d'accord avec les expériences faites sur les animaux vivans par des hommes illustres, ne paraissent cependant pas suffisantes à nous faire adopter l'opinion des Staahliens sur le pouvoir de l'ame dans tous les mouvemens, et principalement dans celui du cœur pour soutenir et défendre plus aisément l'afflux du sang vers la partie enflammée : elles auraient dû plutôt le porter, ajoute-t-il, à soupçonner que l'obstruction, de laquelle on faisait dépendre l'inflammation, était un être de raison, et incapable de produire les phénomènes de l'inflammation, ou pour mieux dire, elle devrait être regardée quelquefois comme un effet de cette dernière ; et que si dans quelque cas elle peut avoir lieu de cause prochaine, on y doit tou-

(1) Inflammationis principia, *dit-il*, sunt mechanica, psycologica, et physica. Nos. meth. tom. 1, pag. 194.

„ jours ajouter quelque circonstance, par laquelle „ le mouvement vital de la partie soit exalté. De „ cette manière, sans recourir à l'opinion insou- „ tenable de STAAHL à l'élasticité des tuniques „ artérielles, qu'il avoue lui-même ne pouvoir suf- „ fire à l'augmentation de leur mouvement, il „ aurait pu donner quelque prix à leur force vi- „ tale: et ainsi il lui était facile d'expliquer les „ pulsations plus fortes et plus fréquentes des ar- „ tères ensuite de l'irritation de quelque partie, „ sans que le cœur y ait pris part, ce qui est „ attesté par les praticiens, qui ont observé une „ telle exaltation de mouvement des artères d'une „ partie sans que pour cela il survint le moindre „ changement dans l'action du cœur (1): d'ail- „ leurs le mouvement du sang augmenté par tout „ le corps ne suffirait pas pour ôter toute diffi- „ culté: il faudrait que ce mouvement, comme „ s'il était susceptible de réflexion, se dirigeât „ avec une plus grande activité vers les points ob- „ strués. . . . . Qu'en serait-il quand il n'y a point „ de fièvre, ou pour parler plus justement, lors- „ qu'il n'existe aucun mouvement accéléré ni dans „ le cœur, ni dans les artères, excepté dans la

(1) DE-SAUVAGES lui-même a avoué que " facile expli- „ cari potest, cur absque eo, quod cordis actio fortior eva- „ dat, tamen sanguis majori impetu ruat in certas partes „ prae aliis etc. „. Loc. cit. pag. 195.

„ partie enflammée ? Est-ce que l'ame alors accroît
„ le mouvement du cœur, ou bien a-t-elle ou-
„ blié son devoir ? Et pourquoi l'ame ne se sert-
„ elle pas du même genre de secours dans les
„ autres obstructions des vaisseaux et des viscères?
„ Une même cause et un même but ne deman-
„ deraient-ils pas de l'ame le même secours ? Mais
„ je doute que ce mouvement accéléré du cœur,
„ et du sang par conséquent pût toujours remé-
„ dier à l'inflammation ou à l'obstruction des vais-
„ seaux, de manière que l'ame songeât par ce
„ seul secours à l'entretien de la vie et de la san-
„ té ; certes, conclut-il plaisamment, je ne vou-
„ drais point que l'ame eût toujours un pareil soin
„ de moi (1).

Le système de STAAHL, nous l'avons déjà observé, en détruisant la pratique toujours agissante et inquiète des mécaniciens, est tombé dans un autre excès, et ses principes sur le pouvoir suprême de l'ame dans toutes les maladies comme dans l'inflammation avaient inspiré une inaction et une oisiveté telles dans le traitement de cette dernière, que la suppuration, ou souvent même la gangrène, en étaient ordinairement la suite funeste: c'est ainsi que fut détesté l'empire de son principe immatériel, et proscrite la médecine expec-

---

(1) BURSERIUS ibid. pag. 38 et 39.

tante, qu'il cherchait de faire adopter universellement (1).

XIV. Les imperfections et les malheureux résultats de la doctrine de STAAHL dûrent se faire sentir plus facilement et d'une manière plus frappante dans le pays même où il professait; et son plus fort adversaire fut le Docteur HOFFMANN son collègue dans la même université de Hâle. C'est lui qu'on peut, selon l'avis de savans auteurs (2), regarder comme le père du solidisme vital (dont cependant le savant BAGLIVI avait déjà tracé l'ébauche à Rome) (3), de ce système qui, étudié et approfondi avec toute l'attention qu'il mérite, a enfin porté la physiologie et la pathologie à un point de perfection, qu'on chercherait envain dans les temps plus reculés. Quoiqu'infecté encore des principes des mécaniciens et des chimistes, moyennant sa théorie du spasme et de l'atonie, et dans la persuasion où il était que tous les phénomènes naturels et morbifiques, et toute l'action des re-

---

(1) Ce que je dis ici sur le compte de STAAHL ne regarde que la théorie de l'inflammation que l'on verra aisément destituée de tout fondement, et dangereuse pour la pratique: les mérites éclatans de cet homme immortel soit en chimie, soit en médecine sont savamment et justement appréciés dans les ouvrages de SCUDERI op. cit., CABANIS etc. pag. 125 et suiv., MAHON pag. 273 et suiv. etc.

(2) V. CULLEN instit. de méd. prat. tom. 1, préf. pag. 49. SCUDERI op. cit. CABANIS loc. cit. pag. 173.

(3) V. de fibr. motr. san. et morb. le chap. de irrit. solid. sive de stim. et var. stim. effect.

mèdes dépendaient uniquement de l'état différent des parties nerveuses ou sensibles, sur lesquelles seules se faisait leur impression (1), HOFFMANN nous a donné une nouvelle doctrine de l'inflammation, que je rapporterai en peu de mots. " L'in-
„ flammation, selon lui (2), est la stase du sang
„ moins dans les petits tuyaux artériels et veineux
„ parcourus naturellement par le sang, que dans
„ les latéraux, qui par la petitesse de leur cali-
„ bre n'admettent point en état de santé des glo-
„ bules rouges, mais seulement une humeur lym-
„ phatique subtile „. De là on peut déjà déduire la rougeur de la partie enflammée: quant à l'ardeur et à la sensation comme du feu qu'on y éprouve, elles dépendent d'un côté de ce que " le
„ sang, qui arrive continuellement par des canaux
„ à demi obstrués ou rétrécis, y est porté avec
„ une plus grande vîtesse; et de l'autre parce que
„ le même sang, empêché de passer outre libre-
„ ment, regorge vers les rameaux plus grands,
„ et y excite un plus fréquent mouvement de dias-
„ tole et de systole : de là il s'ensuit un grand
„ frottement réciproque de ses parties sulphureuses,
„ et une chaleur très-intense, qui sera d'autant
„ plus sensible, que la partie malade est elle-même
„ douée d'une sensibilité plus exquise; l'on doit

---

(1) V. Med. system. tom. III, sect. 1, cap. 4, §. XLVI.
(2) Ibid. tom. IV, sect. 2, cap. 3, §. 5 et 6.

„ finalement attribuer la douleur à la pression des „ filets nerveux par la trop grande distension des „ tuniques des vaisseaux de tout calibre „. Il cite ensuite les causes capables d'intercepter le cours libre et uniforme du sang, et de le pousser dans les plus petits vaisseaux blancs ; et ces causes sont, 1.° l'obstruction des extrémités artérielles et des racines veineuses faite par les molécules épaisses, ténaces et glutineuses du sang ; 2.° la forte constriction et la crispation *spastique* des fibrilles nerveuses, capable de resserrer et de rétrécir plus qu'il ne faut les plus petits tuyaux capillaires, les artériels sur-tout (1). HOFFMANN avait d'ailleurs déjà assigné pour cause générale de l'inflammation tant universelle que locale l'engorgement et la distension énorme que produit le sang dans les vaisseaux capillaires, qui dans l'état naturel ne contiennent que de la lymphe ou du sérum (2). Cette théorie, comme nous allons le voir, a été adoptée presqu'en entier par le grand BOERRHAAVE.

XV. Ce dernier, doué d'un esprit judicieux et sublime, d'un discernement juste, joignant aux connaissances les plus étendues en médecine celles de toutes les sciences qui y ont quelque rapport, et occupé des progrès de son art, a su tellement combiner et modifier les systêmes des animistes,

---

(1) Ibid.
(2) V. cap. 1, §. 2.

des chimistes et des mécaniciens, qu'il en forma un seul corps de doctrine, le plus grand peut-être, qui ait paru depuis HIPPOCRATE. Cette doctrine, accueillie avec enthousiasme par ses nombreux élèves, fut enseignée avec applaudissement et succès dans presque toutes les écoles de l'Europe, où il a dominé jusqu'à ces derniers temps (1).

La théorie de BOERRHAAVE sur l'inflammation porte l'empreinte des principes fondamentaux de son système de médecine, et contient des idées qui, sans être nouvelles, ont acquis en lui un tour original qui les a fait adopter avec le même transport que ses autres principes de pathologie.

L'on sait que d'après notre auteur justement célèbre il existe dans le corps humain plusieurs séries d'artères toujours décroissantes, sanguines, séreuses, lymphatiques etc., dont le diamètre est adapté au volume des molécules qui doivent les parcourir. De là il résulte que l'extrémité d'une artère rouge doit, au point où elle se change en veine, avoir un calibre plus grand de l'artère séreuse, à laquelle elle a donné origine, puisqu'autrement le sang rouge, loin de demeurer dans ces vaisseaux, pénétrerait, même dans l'état de santé, dans les artères séreuses : par la même

(1) SCUDERI pag. 87 et suiv.
CABANIS loc. cit. pag. 669.
MAHON loc. cit. pag. 315.

raison le bout d'une artère séreuse aura une capacité majeure de l'artère lymphatique, s'il n'y doit entrer, dans l'état de santé, que la portion la plus ténue du sérum, ou de la lymphe. De là cette série presqu'infinie d'artères toujours décroissantes, qui, continues avec leurs veines respectives, constituent finalement les organes sécréteurs (1): et c'est dans ces vaisseaux si petits et si déliés que se forment, suivant la doctrine du Professeur Hollandais, les engorgemens, source de plusieurs maladies (2). Toutes ces ramifications artérielles, de même que les troncs d'où elles naissent, sont de forme conique; leur base est conséquemment plus large que leur extrémité. D'après ces données anatomiques que l'HIPPOCRATE Hollandais donnait pour positives, voici comme les choses devaient se passer dans l'inflammation: si par un mouvement augmenté du sang ensuite d'une cause quelconque, par sa raréfaction, ou par l'atonie des artères séreuses ou lymphatiques, leurs orifices venaient à

---

(1) L'illustre HALLER cependant, élève admirateur et commentateur du Professeur de Leyden, n'a point hésité à présenter ses doutes sur l'existence de cette série énorme d'artères toujours décroissantes, qui formait la base du système élégant (c'est son terme) de BOERRHAAVE. V. ses raisonnemens ingénieux, et ses judicieuses remarques dans la note C de la page 27 et suiv. tom. 2 des Praelect. Acad. Hermanni Boerrh. Turin 1743.

(2) V. Wansv. comm. in Boerrh. aphor. de cogn. et curand. morb. tom. 1, pag. 162, 163 et 178, et tom. 2, pag. 370 et suiv.

se dilater d'une manière quelconque, alors le sang rouge entre dans les premières, et dans les autres le sérum ; et ces liquides ne pouvant, par la disproportion de leurs molécules avec le calibre de ces vaisseaux (qui deviennent toujours plus petits), pénétrer dans les veines correspondantes, ils seront forcés de s'y arrêter, et ils formeront l'obstruction, de laquelle naîtra dans le premier cas l'inflammation rouge *par erreur de lieu*, et dans le second la rougeâtre ou la jaune, aussi *par erreur de lieu* (1) ; parce que, selon la théorie de BELLINI, que BOERRHAAVE a pleinement adoptée à cet égard, la force du cœur augmentant en raison directe des obstacles que le sang rencontre dans son passage, ses contractions doivent devenir plus fortes et plus accélérées, et ce dernier être poussé avec d'autant plus d'impétuosité dans les vaisseaux obstrués, qu'ils opposeront par là même une plus grande résistance : de cette façon le frottement augmenté des globules du sang engendrera la chaleur, et ensuite la fièvre, la rougeur, et tous les

(1) Loc. cit. pag. 185 et suiv.

Il est surprenant que BOERRHAAVE et son savant commentateur WANSVIETEN admettent ici une pathologie de l'érysipèle bien différente non seulement de GALIEN, mais de la plûpart des auteurs qui ont traité des maladies inflammatoires ; et que tandis que leurs principes servent encore aujourd'hui de texte dans des écoles célèbres, la seule étiologie philosophique de l'érysipèle ait été trouvée ou fausse, ou défectueuse.

autres symptômes caractéristiques de l'inflammation, que notre auteur a défini " sanguinis rubri arte-„ riosi in minimis canalibus stagnantis pressio, et „ tritus a motu reliqui sanguinis moti, et per fe-„ brim fortius acti (1) „, c'est-à-dire, que si l'inflammation doit avoir lieu, il est nécessaire qu'il y ait obstruction dans les vaisseaux, et mouvement accéléré du sang vers le lieu obstrué. Mais ces circonstances pouvant se rencontrer quelquefois dans les extrémités des artères capillaires rouges, ce ne sera pas toujours par erreur de lieu, ou dans les artères capillaires du deuxième et troisième ordre que l'inflammation se formera, mais celle-ci aura alors son siége dans les capillaires artériels, comme le célèbre QUESNAY l'a fort bien observé (2); et ainsi toutes les parties qui en seront plus fournies seront aussi plus sujettes à l'inflammation, comme le remarque BOERRHAAVE d'après GALIEN (3).

Sans m'arrêter sur la question de l'existence des artères blanches que BOERRHAAVE admettait comme réelles, question qui offre bien des doutes (4), je remarquerai seulement que la doctrine du Professeur Hollandais (laquelle, comme nous avons

---

(1) V. l. c. tom. 2, §. 371, 372 et les not. V. aussi tom. 1, §. 121, et la note.

(2) V. Trait. de la supp. pag. 50 et suiv.

(3) De tum. prat. nat. cap. 2.

(4) V. la note prec. de HALLER et les belles réflexions de FIORANI l. c. pag. 64 - 69.

vu, est à peu près celle de HOFFMANN) est basée sur les principes du Médecin de Pergame, et ne donne dans tous les cas la stagnation du sang rouge dans ses propres vaisseaux, et son passage dans les *séreux* et *lymphatiques*, que comme un effet nécessaire de la dilatation passive de leurs tuniques, opérée par l'impulsion plus forte de celui qui vient *a tergo* (1). En exposant la théorie de BICHAT nous releverons plus lumineusement l'erreur de BOERRHAAVE sur ce point.

XVI. Le premier qui ait osé attaquer la doctrine de BOERRHAAVE sur l'inflammation fut J. DE GORTER son ancien élève, homme d'une réputation fort distinguée, et auteur recommandable de plusieurs ouvrages. Il ne pouvait se persuader que l'obstruction d'un ou de plusieurs tuyaux artériels pût accroître la force et le mouvement du sang préférablement vers le lieu obstrué plutôt que de le répandre également par toutes les ramifications qui en dépendent, en s'appuyant pour cela des lois de l'hydraulique et des expériences anatomiques, et si d'ailleurs, observe-t-il, une grosse artère liée bat au-dessus de la ligature, cela n'a rien à faire pour les cas d'obstruction dans les capillaires, dans lesquels seuls on suppose l'obstruction

---

(1) V. loc. cit. tom. 1, pag. 142 et 143.

comme cause de l'inflammation (1).

D'après ces réflexions De Gorter conclut que l'inflammation et la pulsation plus sensible des artères ne peuvent être l'effet de leur obstruction ; et il lui paraît évident que le mouvement vital exalté d'une partie soit la véritable cause prochaine de l'inflammation, et de tous les symptômes qui l'accompagnent ; comme il avait déja énoncé que ce seul mouvement vital cause la chaleur naturelle en état de santé (2). De cette manière De Gorter a fait faire un pas remarquable à la physiologie, à la pathologie, et notamment à la théorie de l'inflammation ; mais ignorant le vrai caractère des forces vitales et leur mode d'agir sur le système circulatoire, il a dû recourir au passage forcé

---

(1) V. Med. comp. pag. 127. Chirurg. repurg. pag. 113. De mot. vital. §. 47 et 53. Prax. med. syst. §. 159.

(2) De-Gorter dans l'intéressante dissertation citée ci-dessus *de motu vitali* en donne la définition suivante :

„ Quamdiu vivere dicitur animal, vel planta quaedam „ in iis detegimus potentia, seu vis agens, neque ex vo- „ luntate, neque ex potentia externa producta, ob quam di- „ citur animal, et planta vivere, et ob ejus absentiam mor- „ tua dicuntur ..... §. 8. Et plus bas ; " Quid autem is- „ tud sit haud facile est definire, et quia oculis non patet, „ neque per alios sensus detegi potest, sed solis suis effec- „ tibus se prodit ..... Varia excogitarunt nomina, quibus „ hoc principium describunt. Ex primario effectu id incogni- „ tum hucusque motum vitalem vocare soleo. Si alii spiritum „ rectorem, sulphuris incolam, archeum, vel naturam vo- „ lunt appellari, modo eundem hunc intelligant motum, vel „ causam eum producentem, litem non movebo „. Ibid. §. 8 et 11.

du sang dans les artères lymphatiques, et à son épaississement, pour expliquer le gonflement inflammatoire d'une partie.

„ L'inflammation, dit-il, ou le phlegmon est „ une tumeur de quelque partie visible, d'une cou„ leur rouge chargée, disparaissant à peine par la „ compression, accompagnée d'une douleur inten„ se, fixe, et pulsative, d'une dureté rénitente, de „ chaleur sèche et brûlante, d'une tension presque „ luisante, et du battement des artères „, laquelle tumeur excite finalement dans tout le système une fièvre aigue continue avec le pouls dur, fréquent, et la respiration accélérée; et cette inflammation est produite " par le passage forcé du sang dans les „ extrémités capillaires des artères sanguines, ou dans „ les lymphatiques, auquel donne lieu le mouve„ ment vital augmenté de quelque branche artérielle „ (1)„. C'est donc dans cette exaltation du mouvement vital qu'il fait consister la cause prochaine de l'inflammation, et il étaie son opinion de raisons et d'observations si solides, qu'il serait difficile de ne pas s'y rendre, si les lumières de la physiologie de nos jours ne nous eussent expliqué d'une

(1) „ Omnes causae, quae excitant in quadam corporis „ parte ( nam in toto si fiat febris ardens vocatur ) tantum „ motum, ut sanguis ruber pellatur in vasa lateralia, et eum „ ibidem contineant, inflammationem producunt. Causae, sti„ mulantia omnia, minime autem obstructio, ex qua nullus „ stimulus in parte „. Ibid.

maniere plus admissible le phénomène de la dilatation des artères d'une partie enflammée (1). Au reste par le mouvement vital cet auteur entend l'action qu'exercent pendant la vie les vaisseaux artériels en se contractant, et se dilatant alternativement, et sous ce rapport sa théorie, comme l'observe BURSERIUS, s'approche beaucoup de celle des Staahliens.

XVII. Avant de passer outre il faut que je fasse connaître la doctrine des auteurs des deux essais sur l'inflammation, qui m'ont beaucoup servi pour la rédaction de ce qu'on vient de lire jusqu'ici, en commençant par celle de FIORANI, qui parut une année avant celle de BURSERIUS. Cet auteur (2),

---

(1) Il est étonnant que DE GORTER, qui non seulement avait déjà démontré avec tant de sagacité et de profondeur l'insuffisance de la force du cœur pour pousser le sang dans toutes les artères du corps, et l'y faire circuler, si ces dernières n'y eussent eu une part active au moyen de leur mouvement vital, et qui, pour trouver une explication plausible de la liberté et de la régularité de la circulation du sang dans la substance du foie avait même osé prononcer que „ Arteria portarum (c'est ainsi qu'il nomme la veine porte „ dans le foie) constrictione vitali si propulerit sanguinem, „ *ex propria sua fabrica aperitur, et ita quasi trahit sangui-* „ *nem* . . . . . „ (de motu vitali §. LIX), n'ait pas songé que la même difficulté se rencontre pour rendre raison du grand phénomène de la circulation du sang et des autres humeurs dans tous les organes, et les tissus organisés, et qu'en conséquence la seule dilatation active des artères et des vaisseaux de tout ordre, enseignée par GALIEN, pouvait fournir la solution du problème.

(2) Depuis la page 116 - 177.

après avoir fait observer que ni l'obstruction, que l'on a tant préconisée pour cause de la maladie en question, ni l'agent spirituel, ni l'atonie des artères, et la viscosité du sang, ni la pléthore, auxquelles on a tour-à-tour attribué ce phénomène, ne peuvent en donner une explication satisfaisante: „ quelle est donc, demande-t-il, cette cause, qui „ accroît le mouvement du cœur et des artères, „ qui accumule le sang dans les parties du corps „ animal, et y cause des phlegmons „ ? C'est ce qu'il examine en partant de plusieurs principes que voici: " 1.° Il ne se forme de tumeur inflamma- „ toire dans quelque partie organique vivante, qu'il „ n'y aboutisse, et ne s'y accumule une quantité de „ sang plus grande qu'à l'ordinaire: 2.° L'on n'ob- „ serve aucune tumeur inflammatoire, dans laquelle „ il n'existe au moins dans les artères, qui por- „ tent le sang à la partie affectée, une augmen- „ tation sensible d'action, et il est rare qu'elle ne „ soit accompagnée de fièvre „ ; et de cette circonstance il en déduit que la cause de la phlegmasie augmente les forces physiques du cœur et des artères: " 3.° Il n'y a pas de doute que le sang „ et les autres humeurs ne se meuvent plus vîte „ dans les vaisseaux d'une partie où la force vitale „ ou motrice est augmentée par quelque cause que „ ce soit. . . . . . Mais où le sang coule plus vîte, „ il s'y porte en plus grande quantité, ce qui est „ connu de tout le monde: donc parmi les cau-

„ ses, qui peuvent faire affluer plus abondamment „ le sang vers une partie organique, il n'y a, ou„ tre l'action, et l'impulsion, que l'augmentation „ de la force motrice des muscles et des autres „ parties charnues excitées par quelque principe, ou „ puissance étrangère, qui par son intensité ou sa „ durée soit capable de produire un semblable ef„ fet „. Ici l'auteur passe en revue les effets des différens stimulus naturels et artificiels sur tout le systême musculaire *organique*, *et animal* soit de l'homme vivant, soit du cadavre, et il observe que leur manière d'agir est toujours la même, c'est-à-dire, que les différentes humeurs pour le systême musculaire de la vie *organique*, et le principe nerveux pour celui de l'*animale*, ne suscitent et n'entretiennent les mouvemens variés, auxquels ils sont destinés, que par leur qualité stimulante; et que l'irritation dans l'animal vivant, comme dans le cadavre, est la condition *sine qua non* du mouvement, et de l'action des parties irritables; mais cette irritation, pour produire son effet, a besoin de trouver dans les parties organisées le principe de toutes leurs actions et mouvemens, principe qui existe dans les élémens de tous les corps organiques, mais dont la nature, de même que celle de tant d'autres forces premières, nous est inconnue. " Ce principe donc, ou cette force, dont „ les anciens ont eu quelque idée (1), est l'irrita-

(1) V. DUMAS princ. de physiol. tom. 1, pag. 335 et tom. 3, pag. 17 - 18.

„ bilité Hallérienne „. Je ne suivrai plus l'auteur dans ses longs détails à cet égard, tirés des ouvrages du grand Physiologiste de Berne ; et je passe à exposer sa théorie de l'inflammation, qui forme mon objet principal. " Toutes les fois donc, continue-t-il, que les artères seront touchées par „ quelque stimulus contre nature, elles se contracteront, et se rétréciront, et leur cavité, lorsque le stimulus sera ou fort, ou de longue durée, diminuera de beaucoup, et même disparaîtra tout à-fait : de cette manière le sang qui „ est attiré par l'irritation ne pouvant passer outre, les remplira, les distendra, et la partie „ s'élevera en tumeur inflammatoire, puisque la „ tumeur n'aurait jamais eu lieu sans *l'obstruction totale, ou partielle* des vaisseaux irrités, malgré „ la plus grande affluence des liquides, qui seraient „ repompés et reconduits vers le cœur à proportion qu'ils y abordent Les effets par conséquent „ des stimulus sont, 1.° d'attirer un plus grand „ concours d'humeurs vers la partie : 2.° de les „ y retenir jusqu'à ce que l'action augmentée des „ vaisseaux ait repris son état naturel : c'est en „ un mot l'épine de VANHELMONT (1), qui attire „ le sang autour de l'endroit où elle demeure, et „ l'y retient en y causant un engorgement inflam-

(1) V. N. 11.

„ matoire „. Il est donc démontré, selon FIORANI, que l'obstruction complète ou incomplète est indivisible de l'inflammation, et qu'on ne peut se former l'idée de l'une sans l'autre; mais cette obstruction est ici l'effet direct de l'irritation, elle n'est point, comme l'on a prétendu, la cause immédiate de la tumeur inflammatoire. Cette maladie d'ailleurs ne peut avoir lieu que dans les artères capillaires, parce que dans celles de gros calibre l'obstruction causerait promptement des accidens funestes, et même mortels. Il résulte de tout ceci que l'irritation constante des vaisseaux capillaires d'une partie, leur action augmentée, et leur rétrécissement sont les vraies causes de l'inflammation. Il ne faut point non plus se dissimuler que quelquefois la compression des vaisseaux, sans la présence d'un principe irritant, n'y puisse exciter des vrais engorgemens inflammatoires; mais dans ce cas c'est le sang lui-même empêché de circuler, qui devient la cause excitante, et ainsi toute la différence consiste dans la nature du stimulus: et on explique par là comment l'inflammation peut survenir à des parties depuis long-temps engorgées. Notre auteur démontre encore, d'après GALIEN et autres écrivains, que dans l'inflammation le sang s'épanche quelquefois dans le tissu cellulaire en passant par les vaisseaux exhalans, ou traversant par les pores *inorganiques* des tuniques artérielles. Finalement FIORANI considère l'inflammation dans deux états différens. Dans le premier, qu'il appelle inflammation *active*, les humeurs se portent avec force et impétuosité vers la partie ; les plus petits vaisseaux sont dans une forte irritation, et les nerfs dans une grande tension : dans le second, après que l'engorgement inflammatoire s'est formé à cause de l'afflux contre nature des humeurs, et leur épanchement hors des propres vaisseaux, il survient un état *passif* de faiblesse et d'oppression. Cette distinction, dit-il, est essentielle pour la pratique. Fiorani entre ensuite dans des détails pathologiques fort ingénieux pour prouver que, quoique la douleur, quelle qu'en puisse être la cause, doive être considérée souvent comme cause déterminante de l'inflammation, elle n'en est cependant pas la cause nécessaire. Ce qu'il avance à cet égard est appuyé sur l'observation, et on ne saurait certainement puiser à une meilleure source ; il invoque même l'exemple de la formation des différentes tumeurs, ou excroissances sur les arbres, en les offrant comme un effet de l'irritation qu'elles ont soufferte. D'où il conclut fort sagement que la cause déterminante de l'inflammation est l'effet d'un stimulus quelconque sur une partie vivante.

XVIII. Passons à la doctrine de Burserius : ce savant Professeur, après avoir fait observer, et avec raison, que la plûpart des opinions sur l'inflammation, quoique contradictoires en apparence, se ressemblent cependant par plusieurs traits ; que d'au-

tres ne diffèrent entr'elles que par rapport à la manière dont elles sont énoncées, et que quelques-unes qui semblent les moins admissibles, méditées tranquillement, se présentent sous un aspect tout différent (1). " Il est hors de doute, dit-il, qu'une
,, partie attaquée de l'inflammation lorsqu'elle est
,, visible, devient rouge au-delà de l'ordinaire,
,, chaude, engorgée, douloureuse et pulsante; d'où
,, l'on peut inférer que le sang s'y porte en plus
,, grande abondance, et avec plus de force, comme
,, d'abord HIPPOCRATE, ensuite GALIEN et ses nom-
,, breux sectateurs ont reconnu et enseigné. Mais
,, si les veines reprenaient autant de sang qu'il en
,, est porté par les artères, il y a grande appa-
,, rence qu'il ne se ferait point d'inflammation; c'est
,, ce que l'on observe tous les jours dans les fiè-
,, vres ardentes : par conséquent pour qu'une par-
,, tie s'enflamme il faut qu'il arrive de deux cho-
,, ses l'une ; ou que le sang porté par les artères
,, ne soit pas repris en égale proportion par les
,, veines, ce qui peut arriver par plusieurs causes;
,, ou qu'il y soit poussé avec une force capable
,, de dilater les vaisseaux latéraux, ou ouvertures
,, qu'on appelle pores *inorganiques*, et lui frayer
,, une route dans des lieux qui lui sont étrangers:
,, de l'une et de l'autre manière le sang qui aborde

(1) Comm. de inflamm. pag. 41.

„ remplit merveilleusement, et distend les vaisseaux „ capillaires; et ceux mêmes, qui dans l'état na- „ turel n'admettaient qu'un seul globule rouge, en „ reçoivent alors un plus grand nombre, s'élar- „ gissent, et se rendent sensibles; tandis qu'au- „ paravant on ne pouvait les découvrir; et il n'est „ pas non plus si rare que le sang de ces der- „ niers vaisseaux sanguins ne soit poussé à travers „ les petits tuyaux exhalans, ou pores *inorganiques* „ dans les aréoles du tissu cellulaire voisin, ce „ que d'abord GALIEN, et dernièrement HALLER „ avec beaucoup d'autres auteurs ont amplement „ démontré; et peut-être n'est-il pas tout-à-fait „ hors de l'ordre naturel que ce même sang ne „ soit forcé de pénétrer dans les artères *séreuses*, „ si toutefois elles existent, de s'y arrêter, de „ les engorger, et de comprimer toutes les par- „ ties environnantes, comme pensaient HOFFMANN, „ et DE GORTER (1) „. C'est de cet afflux augmenté, et de la dilatation et de l'engorgement par le sang des plus petits vaisseaux, que l'auteur déduit la théorie de tous les phénomènes de l'inflammation, c'est-à-dire, de la tumeur, chaleur, rougeur, douleur pulsative, et de la fièvre (2). Après avoir confuté l'opinion de DE-SAUVAGES,

---

(1) V. ci-devant num. XVI.
(2) Ibid. pag. XXVIII.

qui voulait que l'action du cœur fût toujours excitée, et celle d'ETTMULLER sur le retard que doit essuyer le sang à retourner par les veines, " quelle „ sera donc, dit BURSERIUS, la cause, par la- „ quelle le sang est attiré en plus grande quan- „ tité, et avec plus de vélocité dans une partie „? Ici l'auteur, recourant aux lois de l'hydraulique, fait observer que les fluides se portent naturellement avec plus de vîtesse, et en plus grande quantité là où ils trouvent une moindre résistance. Dans les artères cette résistance peut être diminuée par plusieurs raisons, sur-tout lorsque leur diamètre s'agrandit, ou qu'elles se déchargent, et se débarrassent de l'humeur qu'elles contiennent dans un plus ou moins court espace de temps qu'à l'ordinaire. Toute dilatation cependant, et tout désemplissement accéléré, quoique l'une et l'autre attirent beaucoup de sang, ne suffisent pas toujours pour produire l'inflammation, parce que les vaisseaux peuvent se remplir, le sang s'amasser, la partie devenir rouge et engorgée sans qu'il y ait douleur, chaleur, et les autres symptômes inflammatoires; c'est ce qu'on voit dans la rougeur chronique des yeux par l'atonie des vaisseaux de la conjonctive, dans laquelle le sang se trouve effectivement en plus grande proportion, sans qu'il existe cependant d'inflammation. Les bains, les frictions, l'insolation, les ventouses etc. produisent, suivant notre auteur, le même effet.

Pour que les symptômes inflammatoires se manifestent dans une partie, il est donc nécessaire qu'il existe quelqu'autre circonstance, outre le plus grand afflux du sang, et son accumulation dans les vaisseaux : c'est ce qu'avait observé ETTMULLER lorsqu'il voulait que le sang, qui se portait vers une partie qui devait s'enflammer, y fût attiré ou par quelque irritation, ou qu'il servît lui-même de stimulant. Tous les corps étrangers introduits dans quelque partie, la douleur qui vient ensuite de la piqûre, ou de la lésion d'un nerf (1) n'y produisent l'inflammation que par l'irritation qu'ils y occasionnent, et qui est suivie de l'affluence du sang plus abondante et plus impétueuse vers la partie irritée, qui en devient par là même plus rouge, plus chaude, etc. C'est ce dont tout le monde convient. " Mais ce qui est obscur et qu'on „ ne sait guère jusqu'ici, ajoute BURSERIUS, c'est la „ manière dont tout cela se passe. Ceux qui ont écrit „ que le stimulus agit en exaltant l'action des nerfs „ ou des fibres, dont sont formés les vaisseaux, ne „ nous ont certainement pas donné une explica- „ tion assez satisfaisante, puisque la force du sti- „ mulus est encore un mystère (2). WINTERLIUS

(1) La douleur est tantôt cause, tantôt symptôme de l'inflammation ; elle en est la cause dans le cas dont il s'agit.

(2) Elle ne l'est plus à présent, comme nous verrons ci-après.

„ osa aller plus loin, et s'est efforcé de persuader „ que les artères en conséquence de l'irritation des „ filets nerveux qui parcourent leurs tuniques, cau„ sée par quelque stimulus, tombent dans l'atonie „ et le relâchement, et deviennent par là incapa„ bles de résister à l'affluence plus abondante et „ plus précipitée du sang. CALLISEN, dit-il, a em„ brassé cette étrange opinion (1), qui ne paraît pas „ concevable à ceux qui suivent la doctrine de „ HALLER sur l'irritabilité, par laquelle il résulte

(1) CALLISEN n'a point donné comme positive la dilatation atonique des artères. " Mutationes, quae vasa sanguifera „ inflammata a stimulo subeunt, experientia teste, sunt : ar„ teriarum partis affectae auctum volumen. Notandum hic, „ texturam vasorum, *muscularem* falso forsan dictam, ab aliis „ fibris muscularibus maxime ita differre, ut non a stimulo „ haud caustico contrahantur, quod physiologica experimenta „ evidenter monstrant; sed potius ab incitamento praegresso „ in relaxationem deducantur. Postremum abunde probant ex„ perimenta indubia certorum animi pathematum, frictionis, „ lucis, ignis, gelu, aliusque irritamenti ex. gr. oculum ve„ xantis effectus: haemorrhagia ab applicato ulceri, sive vul„ neri vellicante, neque tamen caustico oriunda, erectio pe„ nis ex aucto arteriolarum hiatu facile deducenda, et alia „ bene multa. An vero haecce arteriolarum dilatatio *activa* „ *sit*, *an passiva*, an ex impedito transitu ex arteriis in „ venas, an ex inertia virium propellentium in parte inflam„ mata? An ex minuta elasticitate? Nebulis huc usque invo„ lutum est. Spasmus certe, et coarctatio vasorum partis in„ flammatae vix admitti videtur „. Il explique ensuite la formation de la tumeur, de la chaleur, et des autres phénomènes caractéristiques de l'inflammation, et conclut : " Neque „ tamen ideo obstructio, sanguinisve stagnatio adest in arte„ riis sic adfectis „. V. Princ. syst. chir. hod. tom. 1, pag. 172 et seq.

„ que les fibres agacées par quelque stimulus se „ rétrécissent, bien loin de se dilater, car les ar„ tères, *du moins les plus grandes*, sont fournies „ de fibres musculaires que l'analogie nous per„ met de supposer aussi dans les plus petites, qui „ se sont montrées irritables et contractiles à l'ap„ plication d'un stimulus de même que le cœur, „ et d'autant plus que la puissance du stimulus a „ été plus intense, ou qu'elles-mêmes se trou„ vaient plus irritables „. L'auteur explique ensuite l'effet des stimulus sur les artères à peu près de la même manière que FIORANI, et il fait aussi remarquer que l'inflammation qui y survient peut fort bien être bornée au seul endroit irrité, sans se communiquer au système, et qu'il se trouve quelquefois la fièvre inflammatoire avec une phlegmasie très-modique, tandis qu'une inflammation locale considérable peut être accompagnée d'une fièvre à peine sensible.

BURSERIUS, après avoir parlé des différens stimulus propres à exciter l'inflammation, et remarqué leur différente manière d'agir sur les divers organes où ils sont appliqués, entre dans des détails fort instructifs sur la diathèse phlogistique et sur la formation de la *couëne inflammatoire*, détails qui trouveront leur place dans les leçons de pathologie ; et il termine ses réflexions sur la nature et la cause prochaine de l'inflammation, en faisant observer combien il est aisé de distinguer quand l'obstruction des vaisseaux capillaires que parcourt le sang ou quelqu'autre humeur plus fine, l'exsudation ou l'épanchement de la partie rouge du sang dans le tissu cellulaire sont la cause de l'inflammation, et quand ils en sont la conséquence: car la simple obstruction ne suffit nullement, comme nous l'avons déjà dit, à la produire, hormis que l'humeur stagnante agisse par l'âcreté qu'elle a acquise comme tout autre stimulant; quand l'inflammation est causée par quelqu'autre stimulus, alors l'obstruction, l'effusion, et la stagnation du sang doivent être considérées comme un pur effet de la première. Donc l'obstruction, et l'épaississement du sang, ou la stase, sans la présence du stimulus, ne peuvent jamais produire l'inflammation, parce que, selon notre auteur, l'inflammation peut attaquer non seulement toutes les parties auxquelles aborde le sang dans sa couleur naturelle (et par conséquent les artères capillaires sanguines, ainsi que les autres plus fines que ces dernières, ordinairement diaphanes ou jaunâtres, où pourra être reçue par relâchement, ou par violente distension une plus grande quantité de globules rouges), mais aussi toute l'étendue du tissu cellulaire.

La seule différence qui existe entre Fiorani et Burserius, relativement à la théorie de l'inflammation, consiste en ce que le premier suppose toujours une obstruction complète ou incomplète préexistante, laquelle cependant n'est point, selon lui, la cause immédiate de la maladie (1). BURSERIUS au contraire ne regarde l'obstruction que comme une des causes éloignées possibles de l'inflammation, et comme une de ses suites ordinaires. Ils conviennent tous les deux en ce que l'inflammation ne peut avoir lieu sans que l'action vitale de la partie ne soit préalablement exaltée, et que la dilatation des vaisseaux est toujours passive : finalement ils admettent l'un et l'autre, parmi les causes éloignées de cette maladie, les diverses altérations chimiques, et les autres vices des humeurs.

Par déférence envers les auteurs estimables des deux essais dont je me suis beaucoup aidé dans la première édition de ce Précis, j'ai voulu m'étendre un peu plus sur les théories de l'inflammation qu'ils nous ont donnée eux-mêmes : en les lisant avec attention l'on s'apercevra qu'elles diffèrent fort peu de la première d'ETTMULLER, et de celle de DE GORTER.

XIX. Il est étonnant que parmi les différentes doctrines de l'inflammation que nous a transmises BURSERIUS, il n'ait point parlé de celle du célèbre CULLEN, dont il a su relever avec tant de discernement et de sagesse les saillans défauts dans ses leçons sur la cause prochaine de la fièvre (2).

Je vais donc en rapporter les principes tirés de

---

(1) V. pag. 29.
(1) L. c. vol. 1, pag. 126 et suiv.

ses Institutiens de Médecine, traduites par M. le Professeur PINEL tom. 1, pag. 100 et suiv. Je les ai copiées presqu'entièrement pour ne point ajouter à l'obscurité de la doctrine du Professeur Ecossais.

Après avoir fait observer que tous les phénomènes de l'inflammation concourent à prouver que le sang se porte avec plus de vélocité vers la partie affectée, sans qu'en même temps l'action du cœur soit fort augmentée ; " Il est à présumer, dit CULLEN, que cet „ afflux du sang vers une partie déterminée est dû „ spécialement à l'accroissement d'action des vais- „ seaux „ ; et c'est la cause de cet accroissement d'action dans les vaisseaux d'une partie qu'il regarde comme *cause prochaine de l'inflammation*, qu'il divise en deux espèces, c'est-à-dire, en celle „ qui provient de l'impression de certains stimu- „ lans sur la partie, et en celle où l'on n'a lieu „ de soupçonner aucune application de stimulans, „ et où par conséquent il faut déduire d'une au- „ tre cause le transport violent du sang vers la „ partie affectée „.

Ici le Professeur d'Edimbourg entre avec quelque détail dans la téorie de l'obstruction comme cause de l'inflammation, *de celle sur-tout, qui peut naître d'une matière, qui obstrue les vaisseaux* ; il en balance les difficultés, et il s'étaie de toutes les observations que fournissent la physiologie et la pathologie touchant l'existence du *gluten* dans le sang, sa séparation contre nature à la suite d'une inflammation et de quelque autre circonstance, et il tâche de démontrer combien il est difficile d'admettre une lenteur contre nature dans la masse du sang, malgré les expériences du Docteur BROWNE LAHGRISH, lesquelles ayant été faites sur certaines parties du sang séparées du reste, n'ont rien de concluant, de façon que " la supposition d'une ,, lenteur et d'une viscosité du sang est peu fon- ,, dée, car il est probable, ajoute-t-il, que la na- ,, ture s'est spécialement prémunie contre cet état ,, des fluides si incompatible avec l'exercice des ,, fonctions les plus importantes de l'économie ani- ,, male ,, . . . . . Il avoue d'ailleurs que " ses rai- ,, sonnemens ne sont pas des démonstrations, mais ,, il les offre comme propres à donner un degré ,, de probabilité à l'objet qui est en question, et ,, il présume qu'il n'y a jamais de lenteur générale ,, telle que BOERRHAAVE et ses disciples l'ont sup- ,, posé ,,. De là il passe à l'inflammation *par erreur de lieu*, et il la trouve " invraisemblable, ,, parce que le mouvement du sang dans les ex- ,, trémités des vaisseaux est si faible et si lent, ,, qu'ils permettent facilement un cours rétrograde ,, de ce fluide, et par conséquent si une particule ,, de sang entrait dans des vaisseaux dont les bran- ,, ches ne lui permissent point de passage, elle se- ,, rait repoussée en arrière jusqu'à ce qu'elle eût ,, rencontré un vaisseau propre à lui donner en- ,, trée, ce qui est facilité par les fréquentes ram-

„ fications et les anastomoses des artères „ ; il convient cependant " que son assertion n'est pas „ absolument concluante, puisque ce qu'on appelle *erreur de lieu* survient quelquefois accidentellement, mais que c'est un cas peu fréquent, „ et par conséquent rarement la cause de l'inflammation „. Il fait ensuite observer que l'obstruction seule ne suffirait pas pour produire les effets et les phénomènes qui surviennent dans l'inflammation, quoique dans tous les cas de cette maladie „ il existe toujours un certain degré d'obstruction. „ La distension, la douleur, la rougeur, et le „ gonflement qui accompagnent l'inflammation ne „ doivent être expliqués qu'en supposant que les „ extrémités des artères ne transmettent pas aisément la quantité inusitée du sang qu'elles reçoivent par l'augmentation d'action dans le trajet „ de ces mêmes vaisseaux „. Il admet néanmoins que dans ces circonstances une obstruction peut survenir, mais vraisemblablement que dans le cas d'inflammation " il y a aussi une résistance contre „ nature au libre passage des fluides „. En remontant aux principes qu'il a énoncés sur la cause prochaine des fièvres, qu'il fait consister dans le spasme affectant les extrémités des vaisseaux (1), „ il paraît, dit-il, que dans l'inflammation le mê-

(1) V. tom. 1, pag. 14 et suiv. V. aussi BURSERIUS loc. cit.

„ me spasme a lieu en ce que chaque inflamma-
„ tion considérable est précédée d'un état de froid,
„ et suivie des autres circonstances de la pyrexie:
„ il semble aussi qu'on trouve quelque chose d'ana-
„ logue dans les cas de ces inflammations, qui
„ paraissent moins considérables, et purement lo-
„ cales „; il tâche ensuite d'expliquer de la manière suivante la formation de l'inflammation:
„ quelques causes d'une distribution inégale du
„ sang peuvent en pousser une plus grande quan-
„ tité qu'à l'ordinaire dans des vaisseaux particu-
„ liers, pour lesquels elle devient nécessairement
„ un stimulus; de plus il est probable que pour
„ subvenir à cette congestion, ce que nous ap-
„ pellons *vis medicatrix naturae*, augmente encore
„ l'action de ces vaisseaux, et cette action est
„ produite par le spasme, qui se forme à leurs ex-
„ trémités, comme dans toutes les autres maladies
„ fébriles. Le spasme donc, qui soutient et aug-
„ mente l'action des extrémités artérielles, peut
„ être considéré comme *cause prochaine de l'in-*
„ *flammation* non seulement dans tous les cas où
„ elle ne paraît pas naître d'un stimulus direct,
„ mais même dans cette dernière circonstance „.
Il s'efforce ensuite de prouver que " dans l'inflam-
„ mation il y a le concours d'une constriction des
„ extrémités musculaires des artères, et d'un ac-
„ croissement d'action dans les autres parties de
„ leur cours, par l'exemple du rhumatisme, des

„ esquinancies, et des inflammations du poumon, „ maladies qui sont le plus souvent produites par „ une impression du froid sur les vaisseaux très- „ distendus, ou par des causes qui rendent le cours „ du sang plus impétueux, et qui produisent par „ là une distension extrême dans les vaisseaux pré- „ cédemment resserrés, ce qui arrive sur-tout dans „ les saisons des plus grandes vicissitudes du froid „ et du chaud. Il remarque après cela qu'une in- „ flammation locale, quand elle est considérable, „ transmet à tout le système un état inflammatoire „ connu par les Médecins sous le nom de *diathèse* „ *phlogistique*, laquelle paraît consister dans une „ augmentation du ton, de la contractilité, et „ peut-être de la contraction des fibres musculai- „ res de tout le système artériel ; cet état général „ semble souvent naître et subsister quelque temps „ sans inflammation, mais il prédispose au spasme „ des vaisseaux, et à une inflammation particulière „. Finalement, après avoir énuméré les différentes causes éloignées de l'inflammation, parmi lesquelles sont compris les stimulus physiques, mécaniques et chimiques, il conclut " que dans les divers cas „ d'inflammation la cause prochaine ne paraît dif- „ férer que par le degré (1) „.

D'après cet exposé de la doctrine de CULLEN

(1) Ibid. pag. 115.

sur l'inflammation il est aisé de voir que cet auteur, comme il en convient lui-même, était embarrassé d'en trouver une explication satisfaisante; en effet, malgré son opposition au système de l'obstruction et de l'*error loci* de BOERRHAAVE, il accorde cependant que ces phénomènes surviennent quelquefois, et tout en soutenant que l'inflammation est toujours dépendante d'un stimulus, il suppose que l'action de celui-ci produise *le spasme des extrémités artérielles*, qu'il admet, comme nous avons vu, *pour la seule cause prochaine* de l'inflammation, qui ne pourrait d'ailleurs avoir lieu sans une plus grande quantité de sang qu'à l'ordinaire poussée dans des vaisseaux particuliers, et sans l'accroissement de l'action de ces mêmes vaisseaux, les extrémités desquels sont atteintes de spasme. D'ailleurs la réaction, qu'il suppose exister ici comme dans le cas de fièvre, de la part de la *vis medicatrix naturae*, est un Staahlianisme tout pur, et nous avons observé qu'il n'est point admissible (1).

La théorie de CULLEN sur le spasme a été confutée énergiquement, et même avec un peu trop d'aigreur par BROWN et quelqu'un de ses sectateurs; et il semble que SCUDERI (2), qui se prononce aussi ouvertement partisan de CULLEN, n'aurait point dû nous en dissimuler les défauts, qu'il n'a

(1) V. ci-devant §. XII.
(2) L. c. pag. 117 et suiv.

pu à moins de relever dans son systême, quoiqu'il le regarde comme le meilleur qui ait paru. Je ne répéterai pas ce que BROWN, RASORI, et BURSERIUS ont écrit pour prouver l'absurdité de l'hypothese de CULLEN sur le *spasme* comme cause prochaine de la fièvre, et pour la renverser; mais à l'égard de ce même phénomène que le Professeur d'Edimbourg voulut aussi appliquer à la doctrine de l'inflammation, je ferai observer avec les deux premiers écrivains susnommés (1) que si quelquefois l'accès de la fièvre aigue qui précède ou accompagne le phlegmon et les autres phlegmasies *actives* est annoncé par une espèce d'horripilation, ou même par des frissons, ce phénomène est du nombre de ceux, qu'il ne nous est pas encore donné d'expliquer; mais les causes de la maladie, l'état du malade, et l'effet des remèdes débilitans nous empêchent de le méconnaître pour symptôme illusoire de la diathèse asthénique: que ce même phénomène ne manque jamais, et précède constamment l'invasion des maladies les plus évidemment asthéniques, finalement que le tétanos traumatique, qui est le spasme par excellence, et qui (hormis dans très-peu de cas, sur lesquels il y aurait encore bien d'observations à faire) est toujours accompagné de

(1) Compend. della nuova dottrina medica, e confutazione dello spasmo, part. 2, pag. 105 et suiv. et 213, 229 et suiv.

diathèse asthénique, qu'on n'a à la vérité que très-rarement le bonheur de vaincre malgré les plus forts excitans, est toujours précédé de ces horripilations, de ces frissons, du spasme cutané.

Il est donc de la dernière évidence que le spasme ne peut point être la cause prochaine de l'inflammation *sthénique*, hormis que l'on veuille assigner deux effets diamétralement opposés à une seule et même cause; et dans la supposition même qu'il existe des fibres musculaires dans les artères capillaires où sied l'inflammation, qu'est-ce que cette constriction spasmodique d'une partie des extrémités vasculaires, et l'augmentation d'action dans le restant de leur cours? L'on peut conclure de tout ceci que CULLEN avait une idée fort confuse de l'inflammation, et qu'au lieu de produire en scène le spasme pour cause prochaine de cette maladie, il aurait dû tâcher d'expliquer quelles sont les circonstances qui peuvent causer " l'inégale distribu„ tion du sang et en pousser une plus grande „ portion qu'à l'ordinaire dans les vaisseaux d'une „ partie „; et démontrer pourquoi cette plus grande quantité de sang, effet d'une cause précédente, devient le stimulus nécessaire des mêmes vaisseaux; et pourquoi enfin la *vis medicatrix naturae* plutôt que de repousser *la cause de l'inégale distribution du sang*, source de la maladie, emploie si tard sa bienveillante interposition en augmentant l'action de ces mêmes vaisseaux, et en agissant de concert avec le *spasme* supposé. Je me dispenserai d'entrer dans de plus longs détails sur la théorie de cet auteur concernant l'inflammation : au reste, en n'admettant que la distension et la dilatation *forcée* ou *passive* des extrémités artérielles, CULLEN n'a fait faire aucun progrès à cette importante doctrine ni par rapport à la théorie, ni par rapport à la pratique.

XX. Ennemi acharné de CULLEN, après avoir été son confident et son élève (1), BROWN dans ses élémens de médecine nous a laissé une théorie de l'inflammation, à laquelle, comme je l'ai noté ailleurs, il manque peu pour pouvoir être admise en totalité. Il commence par la distinction essentielle de l'inflammation en *sthénique* et *asthénique* qu'il subdivise en universelle et locale (2): la première, c'est-à-dire, la *sthénique universelle* est un effet de l'*excitement* augmenté dans tout le systême, mais plus considérablement dans la partie affectée : quant à la locale *sthénique*, l'*excitement* n'est exalté que dans la partie par des causes ordinairement mécaniques, et elle n'étend que très-rarement son influence sur tout le système.

L'inflammation *asthénique* se divise aussi en générale et locale (3) : celle-là n'est, à proprement

---

(1) V. Comment. med. de BRERA tom. 2, pag. 210.
(2) V. Elem. medic. §. 168, 169, 170, 171.
(3) Ibid. §. 204, 205, 206 et suiv.

parler, que la diathèse *asthénique* un peu plus forte dans un endroit que dans le restant du systême ; notre auteur observe fort à propos que comme l'inflammation *asthénique* générale consiste dans la diminution de l'*excitement* général plus considérable et plus sensible dans une partie que dans tout le systême, il faut nécessairement que les actions vitales de cette même partie se trouvent déjà dans une disproportion avec le reste du corps pour donner lieu à l'inflammation : cette inflammation doit être soigneusement distinguée de sa compagne simplement locale ; la première dépend de la diathèse universelle, et répond à son intensité ; la locale est produite par des causes capables d'altérer le tissu de la partie, et se guérit, suivant lui, par les remèdes propres à corriger et changer son état morbifique. Ici l'auteur cite des exemples de ces deux espèces d'inflammation, comme il avait fait des deux premières.

J'ai dit dans la note (*f*) de ma traduction de la cinquième, ou dernière partie des élémens de médecine de Brown, que cet écrivain avait mieux saisi que tous ses prédécesseurs la difficulté que présentait jusqu'à ces derniers temps la théorie de l'inflammation : en effet rien de plus juste, de plus philosophique et de plus utile pour la pratique que ses réflexions sur l'état divers de l'*excitement* dans les deux espèces : nous verrons ci-après que les auteurs les plus récens n'ont ajouté à ses principes, qu'une explication plus claire et plus intelligible de l'inflammation *sthénique*, que Brown a fort bien définie, mais très-mal expliquée : car après avoir dit que l'abondance du sang est cause de l'inflammation sthénique générale, dans laquelle les vaisseaux se trouvent distendus outre nature, il prétend ensuite que ces mêmes vaisseaux sont stimulés par cette distension, et que cet état de *stimulus* cause l'augmentation de l'excitement qui, leur causant des plus fortes et plus fréquentes contractions, en diminue le calibre par la plus grande densité et le plus grand ton des fibres, de manière que le sang ne pouvant passer qu'avec beaucoup de peine dans les tuyaux rétrécis, soit à cause de leur contraction plus forte, soit par le calibre plus petit qu'ils lui offrent, donne lieu à la douleur (1). De quelle manière pouvons-nous comprendre dans cette hypothèse la distension excessive des vaisseaux dans la diathèse sthénique, et la formation d'une tumeur inflammatoire de la même espèce ? Le Médecin Ecossais s'est montré plus raisonnable et plus

(1) §. 207. „ Inflammationem communem phlogisticam facit sanguinis copia, vascula, ipsius sedem, supra modum „ distendens, distendendo stimulans, stimulando incitationem „ augens, haec validiores, et crebriores contractiones ciens, „ his diametros, auctis fibrarum, ut vivarum tono, ut simplicium densitate minuens; et sic, ut cum magno molimine „ sanguis per contracta vasa perfluat, interque perfluendum „ propter contractionum magnitudinem, arctumque meandi „ spatium dolorem creet, efficiens. . . . .

méthodique dans l'exposition de l'inflammation asthénique (1) : " La cause de l'inflammation *asthénique* générale est, de même que de la *sthénique*, l'abondance du sang dans les petits vaisseaux de la partie enflammée, y produisant, dit-il, les mêmes symptômes que dans la précédente, quoique cependant il existe dans tout le système une pénurie de ce fluide vital (2) ; celui-ci rencontrant moins de résistance à se porter en plus grande quantité dans les vaisseaux capillaires de la partie à cause de l'atonie et du relâchement de leurs tuniques, plus considérables ici que par-tout ailleurs, ces mêmes vaisseaux s'y prêtent au moindre effort, en sont remplis et distendus, d'où s'ensuivent tous les phénomènes propres de l'inflammation (3) ". Il résulte de cet exposé de la doctrine du Docteur d'Edimbourg sur l'inflammation que s'il avait été au courant des progrès de la physiologie en Allemagne, en France, en Italie, il aurait appris que la dilatation des artères, loin d'être passive dans l'état de santé et dans l'inflammation *sthénique*, se fait activement dans les deux cas; mais qu'elle est plus énergique dans ce dernier par une

---

(1) §. 208.
(2) §. 134.
(3) Cette proposition est trop générale, comme nous verrons plus bas.

suite du même *excitement* naturel augmenté, comme nous verrons ci-après ; et alors son explication de l'inflammation *sthénique*, aussi inexacte, qu'inintelligible, aurait été aussi claire et satisfaisante que celle de l'*asthénique* : mais des connaissances si étendues ne pouvaient être à la portée d'un homme qui, ne visant à rien moins qu'à faire adopter exclusivement le système de médecine qu'enfanta son génie hardi et indépendant (nouveau PARACELSE), a condamné hautement l'étude de l'étiologie et de la nosologie (1) : et qui souvent, peu satisfait de sa théorie quelle qu'elle fût, ne tirait ses indications que de l'effet bon ou mauvais des moyens curatifs qu'il employait (2).

---

(1) ,, Lubrica causarum utpote fere incomprehensibilium ,, quaestio, venenatus ille philosophiae anguis, cum cura fugienda. §. 18. Symptomatum investigatio, quae hactenus ,, omnis fructus expers summo artis detrimento, et feracissima errorum capitalium origo fuit pariter in medicina ac ,, in reliqua philosophia reconditarum causarum quaestio, repudianda, cautissime praecavenda, nosologia damnanda. §. 451.

(2) C'est ce que l'on peut voir dans plusieurs endroits de ses Elémens de médecine. Cet empirisme rationnel peut bien avoir lieu dans les maladies longues et habituelles; mais dans les aigues, et les inflammatoires où, comme dit CELSE, *breve spatium est, intra quod si quod auxilium non profuit, aeger extinguitur* (de med. lib. III, cap. 1), il est de la plus grande importance de saisir dès le commencement le caractère essentiel de la maladie pour y apporter les secours les plus appropriés ; ce qu'un médecin ignorant de l'etiologie et de la nosologie ne fera jamais que par un pur hasard; si l' *ignoscendum medico parum proficienti in morbis acutis*,

XXI. La doctrine de l'inflammation n'aurait point donné lieu à tant d'hypothèses renversées les unes par les autres, celles-ci n'auraient point occasionné tant de faux raisonnemens, et entraîné de si funestes conséquences pratiques, si les physiologistes, qui ont écrit après la découverte de la circulation du sang, plutôt que de se livrer à la manie des systêmes empruntés des sciences étrangères à la physiologie pour rendre raison de cette fonction étonnante, se fussent occupés sérieusement de l'étude de la nature vivante, et de la recherche analytique des lois admirables, auxquelles elle a confié toute la série des phénomènes qui s'exécutent dans les corps organisés. Ils auraient reconnu par là depuis long-temps que la circulation du sang et des autres humeurs dans les animaux, comme la progression des différens liquides dans les végétaux (1) est une conséquence nécessaire des propriétés vitales inhérentes au systême vasculaire de ces êtres organisés; et qu'elle ne peut être altérée, accélérée, ralentie, ou s'éteindre sans un préalable et proportionnel changement dans les mêmes propriétés, ou sans un vice dans l'organisation de leurs tissus.

---

prononcé par le même CELSE, ne pourra jamais excuser devant le tribunal de la conscience et celui de l'humanité les fautes commises par une coupable ignorance.

(1) V. BONNET consid. sur les corps organisés tom. 1, pag. 141 et 218.

En partant de ce principe il leur aurait été aisé de découvrir que, si la contractilité des tuniques de ces derniers est indispensable pour activer le cours des fluides qui les parcourent, ceux-ci ne pourraient autrement pénétrer dans leur cavité, si leurs bouches précédemment ouvertes, et leur calibre dilaté ne leur en permissent l'entrée et le passage (1) ; et qu'ainsi de cette dilatation et contraction alternatives, répétées dans tous les points de l'immense système vasculaire, il en devait résulter la solution du problême, ou l'explication du phénomène merveilleux qu'ils cherchaient à éclaircir ; et, en poussant plus loin leur analyse, ils auraient pu comprendre que cette dilatation et contraction, se succédant toujours proportionnées l'une à l'autre, devaient dépendre de la même cause, devaient être l'une et l'autre les élémens d'une même propriété, faire partie d'un seul et même mouvement, être en un mot l'une et l'autre active (2). GALIEN, dont la longue domination sur la médecine est aussi humiliante pour les anciens, que l'est pour les modernes l'injuste mépris de ses excellens préceptes de pratique, GALIEN, dis-je, qui de l'aveu de HALLER a si bien mérité de cette branche de la physiologie (quoique lui-même n'ait pas jugé à

---

(1) DUMAS op. cit. tom. III, pag. 305, 306.

(2) V. TOMMASINI lez. crit. di fisiol. e patol. tom. 3, depuis la pag. 116 à la 243.

propos d'en adopter les principes), malgré l'ignorance où il était de la véritable circulation du sang et des lois admirables qui président à toutes les fonctions, et sont la source de tous nos mouvemens, avait cependant déjà observé que la contraction et la dilatation du cœur et des artères se faisaient activement (1); que cette dernière dépendait d'une force inhérente à leurs parois, par laquelle, en s'élargissant, elles ouvrent le passage aux différentes humeurs qui y abordent, et sur lesquelles elles exercent une espèce d'attraction (2), et finalement qu'elles ne se dilatent point parce qu'elles se remplissent, mais qu'au contraire elles ne se remplissent que parce qu'elles se dilatent (3). Des vues aussi ingénieuses et des principes aussi lumineux auraient dû frayer la route aux corollaires les plus importans pour la physiologie, et conséquemment pour la pathologie de l'inflammation : mais les ouvrages trop volumineux du Physiologiste Grec ayant été condamnés à l'oubli, l'on n'a plus songé du depuis qu'à copier servilement et admettre aveuglement les opinions des auteurs, qui s'efforçaient de soutenir que le cœur et les artères dans leur dilatation successive à la contraction se trouvent

(1) V. de usu pulsuum cap. 6.

(2) V. aussi an sang. in arter. nat. contin. cap. 7 et 8, et de us. puls. cap. 4.

(3) Ibid.

dans la même situation des tuyaux inorganiques, qu'elle leur est par conséquent *forcée*, ou *passive.*

HALLER même, à qui l'anatomie et la physiologie du corps humain sont redevables de si précieuses découvertes et de théories si brillantes, HALLER, qui connaissait certainement le mérite du Physiologiste de Pergame (1), n'a pu se préserver de ce préjugé, qui, passé ensuite dans les têtes dociles de ses innombrables sectateurs, s'est soutenu jusqu'à ces derniers temps. Mais tel est le sort des grandes vérités! Après avoir demeuré comprimées et presqu'étouffées par le poids d'une autorité dictatoriale, négligées de l'ignorance paresseuse et de l'esclave docilité, elles finissent par triompher de tous les obstacles, et se montrer au grand jour: et l'Ecole de Médecine de Montpellier, osant la première attaquer des erreurs reçues depuis trop long-temps sans réplique, a acquis un nouveau degré de splendeur, ainsi que des droits à la reconnaissance des partisans de la science. Ce fut le célebre BARTHEZ (2), et après lui VRIGNAUD, qui eurent le noble courage de s'élever contre la théorie Hallerienne (3), et de concert avec des phy-

---

(1) V. De corp. hum. fabr. et funct. lib. III.

(2) En 1774.

(3) A ces deux respectables auteurs de Montpellier il faut joindre encore l'illustre GRIMAUD cité par BICHAT lui-même " comme admettant la dilatation active dans les vais-„ seaux qui s'ouvraient d'eux-mêmes, suivant lui, pour re-

siologistes d'autres pays inspirer des doutes très-fondés sur l'infaillibilité de ses dogmes relativement à l'action du cœur et des artères, et les ébranler. Il n'est pas de mon ressort d'entrer dans le détail des progrès de ce point important de la physiologie; d'ailleurs il a été traité par l'illustre TOMMASINI selon les lois les plus rigoureuses de l'analyse philosophique, et de la philosophie inductive, de manière à porter la conviction dans tous les esprits, dans ceux mêmes, qui seraient les plus préoccupés pour l'ancienne doctrine (1). Il ne m'appartient pas non plus de m'immiscer dans la question de l'existence ou de la non existence de la tunique musculaire des artères (2): car, pour me servir des

„ cevoir le sang, et n'étaient point ouverts par son impul-„ sion „. Loc. cit. pag. 320.

(1) V. Lezioni critiche ec. vol. 3, lez. 18, e 19.

(2) V. HALLER de corp. hum. fabr. et funct. lib. II, sect. II, et lib. IV, sect. IV.

BOERRHAAVE praelect. acad. vol. 2, pag. 132.

CALLISEN princ. system. chir. hodiern. tom. 1, p. 172.

RICHERAND nouv. élém. de phys. pag. 112.

DUMAS princ. de phys. tom. 3, pag. 288 et suiv.

Et finalement TOMMASINI loc. cit. pag. 52 - 83. Ce savant, qui penche pour l'affirmative, cite entr'autres une observation que lui fit faire le célèbre GIRARDI son maître sur l'analogie d'altération et dégénération de tissu dont est atteinte cette tunique des artères et tout le systême musculaire chez les scorbutiques. Nous avons vu le même phénomène dans les muscles et les artères de la jambe que nous avons amputée il y a deux ans, et dont nous avons donné le détail dans l'observation imprimée d'une exostose particulière etc. Malgré cela, et malgré l'autorité d'une infinité d'auteurs res

paroles du savant Professeur de Parme, " quand „ même l'on parviendrait à mettre en doute la struc„ ture musculaire des parois du cœur, comme on „ a nié récemment la nature charnue de la secon„ de tunique des artères (1), le Physiologiste Brow„ nien continuerait toujours à soutenir, et avec „ raison, que la contractilité, ou l'aptitude à ré„ bondir et à se rétrécir par l'application des sti„ mulus est vraiment la propriété dont jouissent „ ces vaisseaux, en s'étayant non pas des élémens „ connus de leurs fibres, mais de la contraction „ et de l'oscillation que les stimulus y produisent „ (2) „; et nous avons vu ci-dessus que BROWN se souciait fort peu de ces questions anatomiques; mais qu'en méconnaissant le mode d'excitement des artères, il n'a pu se soustraire à l'opinion dominante de leur dilatation passive dans les deux espèces d'inflammation; et, pour le dire encore une

---

pectables, M. NYSTEN, déjà connu avantageusement par d'autres écrits, dans un ouvrage qu'il vient de publier plein d'expériences ingénieuses et piquantes, et de vues utiles et lumineuses, étayé de la nullité d'effets qu'a produit entre ses mains l'application du galvanisme sur le tissu artériel, en opposition à ce qui a été observé parmi nous (V. Mém. de MM. VASSALLI-EANDI, GIULIO et ROSSI, présenté à l'Académie des sciences de Turin le 27 thermidor an X, et Rapport lu à l'Académie de Turin le 24 nivôse an XII par M. ROSSI), n'hésite point à refuser, comme avait déjà fait BICHAT, une tunique musculaire aux artères. V. Recherch. de phys. et chim. pathol. pag. 293 - 327.

(1) BICHAT anat. génér. tom. II, pag. 281.

(2) Ibid. pag. 51.

fois, c'est ce qui a rendu l'explication qu'il nous a laissée de l'inflammation sthénique, aussi obscure et incompréhensible.

Bichat lui-même, qui a nié décidément la tunique musculaire des artères, et soutenu avec chaleur leur dilatation passive (1), entraîné cependant par la force de son génie et par l'évidence des faits, a borné cette condition aux seules artères de grand diamètre " où le sang, d'après lui, se „ meut en masse sous l'influence du cœur; cette „ influence, dit-il, devient nulle sur les petits vais- „ seaux, dont la circulation s'exerce uniquement „ en vertu des forces toniques (2) „. Elles seules président aux fonctions importantes qui se passent dans le système capillaire, et leur énergie est en proportion du nombre des fonctions qui s'y exécutent. C'est ce système qui est le siége de l'inflammation; et l'explication, que Bichat nous en a transmise, est la plus claire et la plus concluante de toutes celles qui ont paru jusqu'à ce jour, et ne donne point de prise à cette épreuve inverse, proposée avec tant de sagacité par M. Dumas, comme la *pierre de touche* des théories vicieuses (3).

---

(1) Anat. génér. loc. cit. pag. 278 à 289.

(2) V. loc. cit. pag. 316, 328, 330, 495, 511.
V. aussi Dumas loc. cit. vol. 3, pag. 304.

(3) „ Lorsque je veux m'assurer si l'explication d'un phé- „ nomène est vicieuse, je le tourne en sens inverse, ou je „ le suppose contraire à ce qu'on observe, et j'y adapte la „ même explication: si elle s'accommode au phénomène ainsi

Mais, je le répète, si cet auteur à jamais célèbre est parvenu à deviner la véritable cause des phénomènes dont est suivie l'altération des forces vitales des petites artères et de leur *excitement*, c'est qu'il avait reconnu et accordé dans ces artères en état de santé la dilatation vitale que les physiologistes modernes admettent dans le cœur et dans tout le système artériel. Il faut avouer cependant que plusieurs phénomènes naturels, de même que la rapidité du gonflement inflammatoire d'une partie ne pourrait se prêter à une explication aussi satisfaisante que celle qu'on en donne aujourd'hui, si outre cette dilatation *active* des tuniques des vaisseaux, augmentée dans l'inflammation sthénique, il n'y eût, comme des écrivains célèbres l'ont expliqué, la même propriété dans le tissu cellulaire, qui a tant de part à la formation de tous les organes. L'aptitude de ce tissu à se gonfler et à s'étendre par l'application des stimulus, appelée *turgor vitalis*, *turgescence*, ou *expansibilité active*, démontrée savamment par HEBENSTREIT (1), ad-

„ renversé, je conclus qu'elle ne vaut rien „. V. l'éloq. disc. prélim. à ses princ. de phys. tom. I, pag. 67.

Il paraît que cette manière d'essayer la valeur de nos raisonnemens n'était point inconnue à l'Orateur Romain, qui dans le Lucul!e dit : " Non quaero rationes eas, quae ex „ conjectura pendent, quae disputationibus huc et illuc trahun- „ tur; nullam adhibent persuadendi necessitatem „.

(1) De turg. vital. V. BRERA syllog. etc. vol. 2, pag. 247.

mise par BICHAT (1), RICHERAND (2), CANAVERI (3), TOMMASINI (4), et tout récemment encore décrite avec élégance par M. ROUX (5), constitue le mode particulier d'excitement de cet immense systême, et nous rend raison de plusieurs phénomènes naturels, et de ceux de l'inflammation sthénique jusqu'à présent incompréhensibles.

L'inflammation peut donc se présenter sous deux aspects essentiellement divers, qui constituent l'inflammation *bénigne*, *vraie*, *sthénique*, *active*, et la *nerveuse*, *atonique*, *passive*, *asthénique*, *maligne*. Mais cette différence, loin de provenir des diverses qualités du sang qui forme la cause matérielle de la tumeur, comme l'on a supposé jusqu'à pré-

---

(1) Recher. phys. sur la vie et la mort, pag. 112.
Anat. génér. tom. 1, pag. 102.
Anat. descript. tom. 5, pag. 216.

(2) Nouveaux élém. de phys. proleg. pag. XXVIII, XLIII, et 515.

(3) De vitalit. oeconom. pag. 8.

(4) Tom. 3 depuis la page 455 à 462, où cet argument est traité de manière à convaincre ceux mêmes, qui sont le moins portés à recevoir les nouvelles doctrines. A la pag. 460, après avoir observé que sans cette expansibilité active du tissu cellulaire, et malgré toute l'influence des vaisseaux dilatés, on ne pourrait concevoir toute l'étendue du phénomène du gonflement naturel des organes génitaux, de l'utérus, du mamelon etc. par l'action des stimulus convenables, " pour moi, ,, dit-il, je ne saurais comprendre autrement le gonflement ,, et la végétation morbifique du poumon, des glandes et ,, des autres organes qui abondent de tissu cellulaire lors de ,, l'excitement augmenté de l'inflammation sthénique ,,.

(5) V. Mélang. de chir. et de phys. pag. 133, 134.

sent, elle n'est qu'une conséquence nécessaire et immédiate de l'état divers de l'excitement ou des forces vitales des vaisseaux capillaires de la partie; et c'est de cet état divers des mêmes forces vitales que dépendent et les indications opposées qu'elle nous présente, et les différentes terminaisons dont elle est susceptible (1), en supposant toujours qu'elle soit connue à temps, et traitée selon les règles de l'art. En attendant je vais détailler, d'après BICHAT, ce qui se passe dans les deux espèces d'inflammation, pour qu'on puisse les connaître à temps, et leur opposer le traitement convenable. Je copierai l'auteur, qui parle ici de l'inflammation active.

„ Une partie est-elle irritée d'une manière quel-„ conque? Aussitôt sa sensibilité organique s'altère, „ elle augmente; étranger jusque-là au sang le sys-„ tême capillaire se met en rapport avec lui, il „ l'appelle, pour ainsi dire; celui-ci y afflue, et „ y reste accumulé jusqu'à ce que la sensibilité „ organique soit revenue à son type naturel. La „ pénétration du système capillaire par le sang est „ donc un effet secondaire dans l'inflammation. Le „ phénomène principal, celui qui est la cause de „ tous les autres, c'est l'irritation locale, qui a „ changé la sensibilité organique. C'est donc le

(1) Anat. génér. loc. cit. pag. 502, 503.

„ changement qui survient dans la sensibilité orga-
„ nique qui constitue l'essence et le principe de
„ la maladie .... Il arrive donc dans l'inflamma-
„ tion exactement l'inverse de ce que BOERRHAAVE
„ croyait .... Quand l'altération de la sensibilité
„ organique qui produit l'inflammation n'offre des
„ variétés que dans l'intensité, l'inflammation elle-
„ même ne diffère que par des degrés divers d'in-
„ tensité (1) „; c'est-à-dire, dans l'inflammation sthénique, quelle que soit sa gravité, les symptômes indiqueront toujours l'excitement exalté. Ces symptômes, comme nous avons vu, sont la chaleur, la rougeur, la douleur pulsative et la tumeur; tous ces phénomènes trouvent dans le plus grand dégagement de calorique (2), dans l'afflux du sang augmenté et sa pénétration dans les vaisseaux blancs (3), dans la dilatation active du calibre des artères et du tissu cellulaire (4) une explication aussi facile que satisfaisante (5). BICHAT

---

(1) Anat. génér. tom. 2, pag. 496 à 498, 500. V. aussi RICHERAND proleg. pag. XLII.

(2) Pag. 525.

(3) Pag. 493, 496, 500, 565.

(4) V. les auteurs nommés ci-dessus pag. 84, 85, note (1) et suiv.

(5) Enfin, comme le dit le même auteur, " la sensibilité „ organique est très-exaltée, la vie est augmentée, il y a „ un surcroît de forces dans la partie enflammée „ ....... pag. 503. C'est sur les mêmes principes que l'illustre RICHERAND définit l'inflammation " l'augmentation de toutes les „ propriétés vitales dans la partie qui en est le siége „, l'expli-

n'entre pas à beaucoup près dans des détails aussi longs sur l'inflammation *passive*, ou *asthénique*; mais il n'a pas manqué de faire observer " que la nature „ de l'altération de la sensibilité organique est sou„ vent différente, et qu'alors la partie a une teinte „ plus obscure et presque livide, que la chaleur est „ moindre, la tumeur moins rénitente, la douleur de „ nature diverse, et qu'en conséquence dans celle„ ci, comme dans l'hémorragie passive (1), la sen„ sibilité organique a été diminuée, ainsi que la to„ nicité ou contractilité organique insensible„. C'est-à-dire, que dans l'inflammation passive ou asthénique l'excitement se trouvant au-déssous de son état naturel, les artères capillaires de la partie et le tissu cellulaire lui-même se laissent engorger par le sang et par les autres humeurs, sur lesquels leurs for-

---

cation qu'il donne de ses différens symptômes est presque conforme à celle de BICHAT. V. ses nouveaux élém. de phys. tom. 1, pag. 91.

D'ailleurs les phénomènes de l'inflammation, tels que nous les traçons ici, subissent des modifications non seulement dans les divers sujets, mais aussi suivant les différens organes et les divers systêmes qu'elle occupe, comme je le ferai observer ailleurs.

(1) Pag. 565. BICHAT, comme je l'ai fait observer à la page 54 de ma traduction précitée, a démontré évidemment qu'il existe une analogie entre le mécanisme des deux espèces d'inflammation, et celui des hémorragies par exhalation. L'avis de BICHAT vient d'acquérir un nouveau poids pas les recherches de M. le Docteur LORDAT. V. son traité des hémorragies, Paris 1808. V. aussi les intéressantes observations que fait sur ce point pathologique M. BROUSSAIS hist. des phlegm. ou inflamm. chron. tom. 2, pag. 80, 398 et suiv.

ces vitales n'exercent plus un degré d'action suffisant pour en régler la progression et s'opposer à leur accumulation (1).

Quant à la fièvre qui survient quelquefois aux deux espèces d'inflammation locale, je crois, d'après BICHAT, et même d'après ma propre expérience, qu'il y a, je ne dirai pas *toujours* comme lui, mais très-souvent une espèce de fièvre correspondante par sa nature à une espèce d'affection locale (2). Les deux espèces d'inflammation, effet d'une diathèse, seront aisément saisies lorsque l'on fera attention aux signes caractéristiques de ces deux états divers du système, et aux symptômes locaux, et un Médecin instruit et attentif saura assez en démêler à travers quelque signe illusoire la nature particulière correspondante à la diathèse respective; elles commandent impérieusement de recourir d'abord aux moyens curatifs capables de ramener l'excitement général à son type naturel, d'y insister avec énergie et constance,

(1) V. ci-devant l'article de BROWN. V. aussi QUESNAY Traité de la gangrène depuis la page 218 à 245 où l'on voit que cet auteur immortel, quoiqu'attaché par système à la pathologie humorale qu'il avait tant illustrée par son savant mémoire sur les vices des humeurs, inséré au premier vol. de l'Acad. de chir., avait cependant reconnu que la diversité des symptômes des deux espèces d'inflammation dépendait principalement de l'état divers des forces vitales de la partie, ou, comme il l'appelle, *de l'action organique, ou du jeu des vaisseaux*.

(2) Ibid. pag. 502.

tandis que par des topiques sagement appliqués on secondera leur action sur le système. Ces mêmes topiques, quoique plus directement indiqués dans les deux espèces d'inflammation locale, n'excluent cependant pas les remèdes généraux lorsque la maladie est d'une certaine intensité, quoique BROWN, comme je l'ai fait observer ailleurs, soit d'un avis contraire (1). Ce n'est pas que nous puissions toujours réussir dans notre entreprise, ni obtenir aussi, par le retour des forces vitales du système à leur état naturel, le rétablissement de celles de la partie malade; mais alors l'inflammation, qui n'a pu se résoudre, dégénère en une autre maladie, laquelle présente des indications, et demande des soins particuliers.

XXII. Ici finissait la première édition de ce Précis. Peu de mois après sa publication j'ai reçu de M. le Professeur TOMMASINI lui-même son intéressant ouvrage *sulla febbre di Livorno, la febbre gialla Americana, ed altre malattie di genere analogo*; je

(1) V. la 26 leçon au 3 vol. de M. TOMMASINI, et les notes (*b*), (*c*), (*e*) de ma traduction susdite. Je m'applaudis non seulement de coïncider avec l'illustre Professeur de Parme sur ce point essentiel de pathologie, mais d'avoir vers le printemps de l'an XI, après le décès du savant Professeur SPAGNOLINI, expliqué en chaire l'effet d'un stimulus local sur le système d'une manière à peu près conforme à la sienne, ainsi que d'avoir rapporté à l'appui de mon sentiment sur la diffusibilité des irritations locales la même comparaison; tant il est vrai qu'envisagé sous le même point de vue, un objet, en produisant la même sensation, nous excite les mêmes idées.

J'ai lu avec cet empressement et cet intérêt qu'inspirent bien justement toutes les productions de ce savant.

La fièvre jaune n'a point eu d'historien plus fidèle, ni d'étiologiste plus profond et plus philosophe. La nature de cette alarmante maladie n'est plus un problême : c'est une phlegmasie du systême hépato-gastrique, qui occasionnera des symptômes plus ou moins graves, entraînera plus ou moins de danger, suivant les conditions individuelles des sujets qui en sont atteints, les circonstances des localités, et suivant aussi qu'elle sera traitée d'abord par la méthode la plus convenable. En faisant dépendre toute la série des symptômes de la fièvre jaune de la phlogose hépato-gastrique, M. le Professeur TOMMASINI entre dans des détails sur la nature et les caractères de l'inflammation, qui m'ont paru du plus grand intérêt, et dont je vais donner ci-après un précis pour mettre mes lecteurs à la portée de ses principes pathologiques sur cette affection (1).

1.er caractère. La phlogose, ou l'inflammation est toujours une maladie originairement sthénique. Dans la note correspondante M. TOMMASINI donne à cette proposition des développemens très-étendus. Il proteste dès le début qu'il n'a jamais pu se persuader de l'existence de l'inflammation asthénique

---

(1) V. Ouvrage cité pag. 99 et suiv. et *Annotaz*. pag. 415 et suiv.

primitive: ces deux mots lui paraissent impliquer contradiction ; il rapporte à l'appui de ses principes la théorie de l'inflammation de DARWIN et la définition de l'inflammation asthénique de BROWN lui-même, dont nous avons parlé ci-dessus ; et il conclut que, quelque soit l'état ou la prédisposition du sujet atteint de l'inflammation, la nature de celle-ci ne change jamais, et est dans tous les cas le résultat d'un excès de mouvement et de sensation, sthénique par conséquent. C'est dans cette note qu'il commence à faire connaître sa manière de penser sur l'action des mercuriaux dans le traitement des maladies inflammatoires, qu'il considère comme des débilitans, ainsi que les acides minéraux etc.

2.e L'inflammation tend toujours à désorganiser les tissus qui en sont le siége, et sur lesquels elle s'étend et se propage. La sensibilité et l'irritabilité exquise des organes qui ont essuyé une inflammation, la facilité qu'ils manifestent à en être réattaqués par une petite cause viennent à l'appui de cette proposition. D'autre part, lorsque l'inflammation a été fort intense, ou qu'elle a attaqué plusieurs fois les mêmes parties, celles-ci par un changement qui s'est opéré dans leur intime structure deviennent presqu'indolentes et insensibles.

3.e Les parties atteintes d'inflammation ne passent à l'état de faiblesse indirecte qu'après avoir essuyé quelque principe de désorganisation; sans cette dernière circonstance elles resteront, comme nous avons vu, beaucoup plus sensibles et irritables par la formation qui a toujours lieu, d'après Darwin, pendant le procédé inflammatoire de nouvelles fibres, de nouveaux vaisseaux etc.

4.e L'inflammation ne produit jamais par elle-même aucune sensation de faiblesse ; au contraire elle annonce toujours un excès de force, de vigueur, de chaleur etc.

5.e Dans la phlogose et dans les maladies qui en dépendent il existe toujours des exacerbations et des rémissions, et cette alternative a lieu jusqu'à la fin de la maladie.

6.e L'inflammation, soit qu'elle monte d'abord à un certain degré de force et d'intensité, soit qu'elle y parvienne parce que malheureusement elle fut méconnue ou mal-traitée, fait nécessairement un cours certain, qu'il n'est plus au pouvoir de l'homme de l'art d'arrêter, vu qu'à ce point on ne peut plus éviter quelque degré de désorganisation indestructible.

7.e La phlogose est d'autant plus dangereuse, et ses suites d'autant plus irréparables, qu'elle a été plus forte et plus violente dans son commencement.

8.e La phlogose laisse souvent dans les parties qu'elle a attaquées une disposition à récidiver, c'est-à-dire, une susceptibilité à ressentir avec plus de force que les autres parties l'action des stimulus, comme il les laisse quelquefois beaucoup moins sensibles de ce qu'elles devraient être par les lois de l'habitude.

Je ne dissimulerai point que malgré la sagacité et la force des raisonnemens de M. Tommasini, et malgré la justesse de sa logique pour donner à ces différentes propositions le caractère le plus proche de l'évidence, il me reste quelques doutes sur divers de ces points de la pathologie de l'inflammation. J'ai énoncé ces doutes dans un discours latin à l'occasion d'un doctorat en chirurgie, et je les ai ensuite développés avec un peu plus d'étendue dans une des notes à mes *Recherches sur les gonflemens de la parotide etc.* Ces deux morceaux ayant un rapport plus direct avec le point que je traite ici, je vais les remettre sous les yeux de mes lecteurs.

„ . . . . . . Hinc factum est ut inflammationem asthenicam primitivam a Brunone, ejusque praestantioribus asseclis promulgatam, ac observatam denegent clinici quamplurimi, iique spectatissimi, inter quos clarissimus Parmensis Professor Tommasini, qui, in egregio quod nuper edidit *de febri Americana* opere, asthenicam inflammationem magis vel minus citam sthenicae inflammationis degenerationem semper, et ubique esse contendit. Quumque ejus auctoritas maximi in rebus medicis momenti merito sit, non abs re fore arbitror si nonnulla attingam, quibus demonstrem inflammationem asthenicam *primitivam*, ut ut minus ac altera frequentem, nec rationi, nec observationi, et experientiae repugnare. Non rationi quidem, nam captu facile est, sub datis quibusdam circumstantiis, capillarium arteriarum partis cujuspiam vires vitales ita imminutum iri, ut sanguis, quem ipsae paullo ante, jam docente GALENO, admittebant, alliciebant, et certo quodam modo exsugebant, in illum reacturae, majori nunc copia in illas confluat, atque intrudatur, easque citra tunicarum perfectam atoniam, aut paralysin, earumve textus alterationem, repleat, ac distendat, partemque in tumorem attollat, aegroto caloris quemdam sensum, dolorisque inducat, quae symptomata nimis leviter a BRUNONE similia, propriaque cujusvis inflammationis dicta fuere: nam hic ut alibi, praeeunte immortali BICHAT, observavi, neque color belle purpureus, nec calor naturali multo major, nec pulsatilis dolor, nec tumor tactui adeo dolens, renitensque habentur, itaut ab attento clinico discerni facile queat statum hunc longe distare ab illo sthenicae inflammationis, ut jam ab illustri QUESNAYO (1) notatum fuit. In internis quoque inflammationibus ubi haec sensibilia signa desiderantur, asthenicae praesentia ex causarum, symptomatumque natura, ex pulsus statu, aliisque adjunctis, dummodo haec omnia rite perpendantur, haud difficulter manifestari animadvertit sa-

(1) Trait. de la gangr. pag. 259 et suiv.

pientissimus Cabanisius (1). Neque etiam eamdem inflammationem repugnare observationi, et experientiae dicas, quum inflammationes asthenicas *primitivas*, ut ut alio nomine insignitas, et viderint, et tractaverint clinici cordatissimi, quas et ipsemet vidi, et nonnullas viderunt in nosocomio clinices studiosi, cum vel sine febri, praedictis stipatas symptomatibus, excitante apposita methodo, feliciter sanatas, absque ullo partis defectu, quod utique observandum censeo, quia Parmensis Professor asthenicam inflammationem, quam, uti diximus, semper consecutivam credit, ob inevitabile texturae partis vitium radicitus nunquam curari, partemque in pristinum reduci statum nullo modo posse contendit; quod equidem in nullis inflammationibus asthenicis apta methodo tentatis, observare mihi contigit etc. „.

M. Tommasini s'approche déjà de mon opinion sur ce phénomène en réduisant à peu d'instans la prédominance sthénique (ibid. pag. 418). Mais pourquoi, même après une irritation donnée, le systême capillaire d'une partie quelconque ne pourra-t-il point se trouver d'abord dans cet état où l'on a prétendu jusqu'à présent qu'il devait se trouver dans toute inflammation indistinctement, c'est-à-dire, forcé d'admettre et incapable de repousser

(1) Coup d'œil etc. pag. 201 et suiv.

le sang qui y aborde en plus grande quantité, et cela par l'action augmentée de quelqu'un de ses points, sur lequel le stimulus aura agi avec plus ou moins d'intensité, ou qu'il se trouvait dans des conditions différentes (1)? L'inflammation asthénique, qui se développe souvent dans les plaies d'armes à feu, si bien décrite par le célèbre LOMBARD (V. Clin. chirurg. relat. aux plaies pag. 152), celle qui paraît dans l'étranglement des hernies anciennes, et par engouement de matières, comme fait observer mon collègue FILIPPI (V. son Traité des hern. pag. 54), ces différentes inflammations cutanées à couleur presque livide, qui se montrent dans le cours d'une fièvre adynamique, et sur lesquelles BICHAT a appelé l'attention des praticiens, la plûpart des engelures etc. ne sont-elles pas autant d'exèmples de l'inflammation asthénique primitive (2)? Et si dans la consécutive, suivant la sage remar-

(1) Les anciens ont senti cette circonstance lorsqu'ils enseignaient que le principe, la cause déterminante de l'inflammation était ou l'irritation préalable de la partie par quelque lésion vitale ou physique, en vertu de laquelle elle attirât le sang qui devait l'engorger et y produire les symptômes inflammatoires; ou bien la faiblesse préexistante de ses forces vitales ou de sa réaction organique, par laquelle elle fût forcée d'admettre le sang qui s'y portait des parties voisines en plus grande quantité et avec plus de vélocité. V. GALIEN de diff. febr. lib. 2, de inaeq. temp. meth. med. l. 13 etc. HEURNIUS op. tom. 1, pag. 453, 518, tom. 2, pag. 297, 298.

(2) Elle est admise par DARWIN même, qui l'appelle *inirritata*, inirritée, *inflammation avec faiblesse artérielle*. V. Zoonon. tom. 4, pag. 322 et suiv. Trad. de RASORI.

que de M. Tommasini, il doit y rester toujours quelque défaut dans la partie à cause des atteintes inévitables qu'en a essuyé l'organisation, pourquoi dans la primitive, lorsqu'elle est connue de suite et traitée par des moyens appropriés, ne sera-t-il point permis d'espérer une guérison radicale? La dilatation active du systême circulatoire dans l'état de santé, déjà démontrée par Galien, n'est plus de nos jours un problême. Or son augmentation, s'associant toujours à l'exaltation des autres propriétés vitales de la partie qui en est le siége, occasionnera cet assemblage de phénomènes connus sous le nom d'inflammation active, ou sthénique. Si au contraire les tuniques des vaisseaux, au lieu de s'ouvrir activement pour admettre le sang qui y aborde, lui cèdent passivement le passage, et se prêtent à la distension, que sa plus grande quantité leur occasionne, il se formera cet appareil morbifique que l'on nomme inflammation passive, ou asthénique primitive. L'état physiologique règne entre deux: sans cette distinction, que j'ai fait soutenir publiquement dès l'an 1803 dans cette Académie par un Candidat, et qui parut d'abord paradoxale, je ne vois guère comment on puisse rendre compte de la variété des phénomènes (1), qui dans les deux espèces

(1) Parmi ces phénomènes, celui qu'on a cru le plus constant et le plus caractéristique, celui dont cette maladie a

d'inflammation frappe l'œil du praticien éclairé, ni, ce qui est plus, comment l'on puisse justifier la méthode de traitement différente que chacune demande (V. la note (*f*) de ma traduction précitée).

---

tiré sa dénomination. *la chaleur augmentée*, ne se présente point de la même manière dans les deux espèces d'inflammation. Dans la *sthénique*, ou active, cette *chaleur augmentée* constitue réellement un symptôme essentiel, parce qu'en vertu de la *caloricité*, ou *calorification* exaltée il se forme un plus grand dégagement de calorique, sensible non seulement au malade, mais au médecin lui-même, et reconnaissable par l'application du thermomètre : dans l'*asthénique*, ou passive, cette plus grande chaleur n'existe que dans la sensation qu'en éprouve le malade, qui se plaint bien quelquefois d'une chaleur cuisante, ou même rougeante, mais très-rarement la partie a une température plus haute que dans l'état naturel; elle s'y trouve au contraire quelquefois inférieure. QUESNAY qui a écrit à cet égard des choses, qui seules suffiraient pour honorer sa mémoire, attribuait cette sensation de chaleur mordicante dans l'inflammation passive à l'action d'une matière acrimonieuse, ce qui tient aux principes d'humorisme qu'il professait; mais tout en émettant cette opinion, il n'observe pas moins qu'il faut se défier de ce signe illusoire et bien différent de la chaleur plus grande, *effet de l'action ou du jeu augmenté des vaisseaux* dans l'inflammation vraie; il compare la première avec assez de justesse „ au sentiment de chaleur très-douloureuse que cause la pierre à cautère lorsqu'elle agit sur une de nos parties sans „ que celle-ci en devienne plus chaude „. Ainsi, conclut il, „ le sentiment vif de chaleur ou d'ardeur brûlante que souffrent les malades dans certaines inflammations ne prouve „ pas que l'inflammation en soit plus violente; car ce sentiment de chaleur brûlante peut être très-vif dans une inflammation languissante „. V. son Mémoire sur les vices des humeurs au premier vol. de l'Acad. de chir. et le Traite de la gangrène pag. 216 et suiv.

XXIII. L'idée d'une inflammation asthénique primitive que j'avais admise ci-devant par des raisons qui me paraissaient assez justes et solides n'a pu à moins que d'être ébranlée par la lecture de l'ouvrage de M. TOMMASINI. Ce point de doctrine fesait pour moi un objet continuel de méditations. C'est dans cet état de choses que m'est parvenu le traité de l'inflammation et de ses différentes terminaisons par M. J. F. CHORTET Docteur en médecine, auteur de plusieurs ouvrages (1).

Les Facultés de médecine dans l'intérieur ont opposé à l'enthousiasme qui s'est développé dans toutes les écoles de l'Allemagne et de l'Italie à l'apparition du systême de BROWN une sage résistance; mais la conduite des Facultés n'a pas été celle de tous les Médecins, et la France compte aussi dans son sein un certain nombre de Browniens très-ardens, et parmi ceux-ci est M. CHORTET; mais, par une fatalité vraiment singulière, cet auteur se met en contradiction avec son chef, lorsqu'il s'agit de la doctrine de l'inflammation. Voici la définition qu'il nous en donne: " Je dé-,, finis l'inflammation une affection locale d'une ,, partie, produite par une faiblesse relative de l'in-,, citation toujours accompagnée d'une augmenta-,, tion extensive des mouvemens vitaux de cette

(1) Paris 1808.

„ partie, dont la forme est déterminée par une „ rougeur, douleur, chaleur et tumeur plus ou „ moins considérables (1) „. Il entre ensuite dans l'explication des différens phénomènes de l'inflammation, qu'il étaie toujours sur cette faiblesse relative de l'incitation. " Jusqu'ici on a admis, dit-„ il, que l'affluence des humeurs vers une partie „ était en raison directe du stimulant positif qui „ exerçait son action sur une partie déterminée ; „ ou, pour m'exprimer autrement, que plus est „ grand le stimulus sur une partie, plus est grand „ l'abord des fluides vers elle. Moi je soutiens, „ ajoute-t-il, que moins est grande l'énergie vi-„ tale des organes sécréteurs, moins ils peuvent „ résister à l'abord des humeurs, plus doit être „ considérable vers eux l'affluence des fluides. . . . „ Il faut de toute nécessité admettre que moins „ est grand le stimulus sur une partie, plus est „ considérable vers elle l'affluence des humeurs (2)„. Il s'efforce ensuite de prouver cette dernière proposition par des considérations sur les lois de la circulation du sang et des humeurs, en concluant toujours que là où l'équilibre de cette fonction vient à manquer par faiblesse soit absolue, soit relative, l'inflammation ne peut manquer de s'y former ; et comme on aurait pu lui opposer qu'au moins dans

(1) Pag. 20.
(2) Pag. 21.

le cas de stimulus mécaniques cette faiblesse d'énergie vitale devait manquer dans la plupart des cas: ,, cette opinion est dénuée de fondement, dit-il: ,, toute lésion mécanique ou chimique affaiblit, ou ,, anéantit l'énergie vitale dans la partie lésée, et ,, diminue par là son incitation de manière qu'elle ,, n'est plus en état de s'opposer avec une force ,, convenable à l'affluence des humeurs des organes sains. . . . . Une partie enflammée est comme un nouvel organe, dans lequel la vie se ,, trouve en défaut, où toutes les fonctions s'exécutent avec plus de rapidité, à l'exception toutefois de celles qu'entrave l'amas trop considérable de liquides (1) ,,. Il analyse après cela les causes de l'inflammation dont la productrice est, suivant lui, " une quantité considérable de sang ,, et de fluides dans la partie enflammée, et principalement dans les vaisseaux capillaires, qui ne ,, contiennent point de sang dans l'état de santé ,,. Or cet effet n'aurait point lieu si l'harmonie régulière entre les organes circulateurs ne fût point troublée par quelque agent qui ait affaibli le ressort vital d'une partie : " il s'ensuit de là, dit-il ,, encore une fois, que la déviation de l'équilibre ,, de la circulation des humeurs, cause productrice ,, des phénomènes de l'inflammation, est engen-

(1) Pag. 25 et 31.

„ drée par une désharmonie de l'incitation consis„ tant en ce que dans une partie déterminée de „ l'organisme les petites ramifications artérielles sont „ pendant un certain temps à un degré déterminé „ moins actives par rapport aux autres organes cir„ culateurs, et que tout ce qui est en état de „ produire cette désharmonie de l'activité vitale donne naissance à l'inflammation (1) „. Il admet cependant aussi des inflammations accompagnées d'hypersténie générale, comme de celles accompagnées d'asthénie soit directe, soit indirecte; à l'égard des premières, voici sa façon de raisonner: „ Il arrive souvent qu'une forme déterminée d'hy„ persthénie est la cause productrice de ces inflam„ mations, attendu qu'elles cèdent à la méthode „ affaiblissante. L'hypersthénie, en tant qu'hyper„ sthénie ne contient pas la raison suffisante de „ ces inflammations; il en faut chercher la cause „ dans la différence graduelle de l'hypersthénie re„ lativement à divers organes, et sur-tout aux „ vaisseaux sanguins et lymphatiques; car ce n'est „ pas la guérison de l'hypersthénie en elle-même „ qui éloigne l'inflammation ou cette forme déter„ minée de mal-aise, mais le rétablissement régu„ lier de l'énergie de l'incitation des organes en„ tr'eux (2). Voici comme il explique la forma-

---

(1) Pag. 36.
(2) Pag. 48.

tion de l'inflammation accompagnée d'asthénie générale : " Si dans l'asthénie la faiblesse était uni„ forme dans tous les organes, le sang serait également poussé dans toutes les parties, et ne „ pourrait s'amasser en plus grande quantité dans „ les poumons par ex. que dans les autres orga„ nes. Il faut donc que les vaisseaux des poumons „ soient relativement plus faibles que les vaisseaux „ adjacens : en ce cas ils ne pourront résister avec „ assez d'énergie à l'affluence du sang qui s'y ac„ cumulera en grande quantité, et produira une „ inflammation (1) „.

D'après ces principes, sur lesquels il m'a paru nécessaire de m'arrêter, l'on devinera aisément quelle est la méthode curative que M. Chortet recommande, et dont les stimulans plus ou moins énergiques forment la base ; car le traitement débilitant ne convient que dans le cas où la fièvre inflammatoire est de nature hypersthénique, ce qui est très-rare, suivant lui, car " sur cent de ces „ fièvres (inflammatoires) il y en a au moins „ quatre-vingt-quinze asthéniques (2) „. Ainsi voilà M. Chortet qui veut absolument une seule et même espèce d'inflammation, *l'asthénique.* Heureusement les défauts de sa théorie sont si saillans,

(1) Pag. 52. C'est le seul point où il soit d'accord avec son maître.

(2) Pag. 157.

l'absurdité de son hypothèse si frappante, et le danger qui en résulterait pour la pratique est si évident, qu'il n'y a pas de risque que sa doctrine puisse jamais exercer aucune influence soit sur la théorie, soit sur la pratique de la médecine.

XXIV. Mais un ouvrage d'un ordre bien supérieur m'est parvenu peu de temps après; je veux parler des Mélanges cités de chirurgie et de physiologie de M. PHIL. JOS. ROUX, auteur déjà connu par d'autres écrits très-estimés. Le mémoire sur les phénomènes de continuité de l'inflammation contient des vues profondes et utiles. Ce savant Chirurgien, après avoir observé comme moi (1) que l'inflammation est peut-être de toutes les maladies celle dont " l'étiologie a été la plus influencée „ par les révolutions de la physiologie, et qui „ porte davantage l'empreinte des idees dominan„ tes à chacune des époques principales de la „ science de l'homme „, annonce que son intention est seulement de présenter quelques remarques sur cet ordre de phénomènes locaux de l'inflammation, qui, quoique non entièrement méconnus, n'ont cependant pas été étudiés autant qu'ils méritent de l'être. Il convient que la théorie des modernes sur l'inflammation " est la plus

(1) V. Précis de la doctr. de l'infl. prem. édit. pag. 2.

„ vraisemblable, la plus conforme à la rigoureuse „ observation „, et il la croit convenablement rendue par ces expressions : “ Inflammation, exal- „ tation soutenue, et plus ou moins durable des „ forces toniques d'une partie avec anomalie du „ cours du sang, ou au moins accumulation de „ ce fluide dans les vaisseaux capillaires „. Cette définition qui au premier abord pourrait paraître inexacte, vu qu'il ne contemple cette affection que dans son principe ou à son moindre degré, est justifiée ensuite par les développemens qu'il donne aux différentes parties de sa définition : et précisément à l'égard de la dernière, *anomalie du cours du sang, ou au moins accumulation de ce fluide dans les vaisseaux capillaires.* “ Mais cette anomalie, „ dit-il, semble ne pas porter toujours le même „ caractère, c'est ce qu'indique la dernière par- „ tie de la définition que je cherche à justifier „ succintement. En effet si la rougeur de la con- „ jonctive, des membranes séreuses, de la peau, „ des membranes fibreuses, lorsque ces parties „ sont enflammées, ne peut être conçue que par „ le passage du sang en nature dans les vaisseaux „ qui ne contenaient naguère que des fluides blancs, „ il semble que dans d'autres organes ce fluide „ ne fait qu'aborder en plus grande proportion „ dans des vaisseaux qui le contiennent naturelle- „ ment (1) „. Il observe ensuite, d'après BICHAT,

(1) L. c. pag. 126, 127.

que le passage du sang lors de l'inflammation dans des vaisseaux auxquels ce fluide était naguère étranger, a beaucoup d'analogie avec ce qui a lieu de toute nécessité pour les hémorragies actives par exhalation . . . . : et il répond à ceux qui pourraient demander ce qui différencie l'état inflammatoire de l'hémorragie active : " S'il est permis d'établir quel- ,, que conjecture à cet égard, je supposerais vo- ,, lontiers que celle-ci dépend du vice d'action des ,, vaisseaux exhalans proprement dits, au lieu que ,, dans l'inflammation le sang occupe les exhalans ,, nutritifs ,,. Et en ceci sa théorie est conforme à celle que nous ont transmise les anciens (1), et à l'observation pathologique.

Il explique après cela les phénomènes de continuité de l'inflammation qui est le sujet principal de ce mémoire ; mais sans apporter ces explications qui coïncident assez avec celles que j'ai insérées en 1808 dans mes *Recherches pathologiques sur les gonflemens de la parotide dans les maladies fébriles*, je me bornerai à dire que pour l'objet que voulait traiter ce savant auteur, avec lequel je suis infiniment flatté de m'être trouvé d'accord sur ce point de pathologie, il ne devait considérer le mot *inflammation* que dans sa forme la plus générale, dans l'état hypersthénique ; parce que ce n'est vraiment que des organes susceptibles de vraie

(1) V. HEURNIUS loc. cit.

exaltation vitale que se développent les phénomènes de sympathie qu'on observe plus ou moins constamment. Mais il est à regretter que M. Roux n'ait pas jugé à propos de s'occuper de l'état opposé de cette altération des forces vitales qui n'a pas échappé au génie perçant de Bichat, qui cependant nous a laissé encore beaucoup de développemens à désirer; c'est un vide que nous avons aussi à regretter dans Vicq-d'Azyr (1), dans M. Pinel (2), et dans M. Richerand lui-même (3), puisque ce que dit ce dernier où il traite *de l'état inflammatoire et de ses divers modes*, de ce mode d'inflammation qu'il appelle *gangréneuse*, est bien éloigné de nous en donner une idée satisfaisante: car il considère sous le nom d'inflammation nécessairement *gangréneuse* celle qui, étant caractérisée par la *coexistence de l'adynamie générale, et d'une excitation locale*, réclame, selon lui, le traitement fortifiant soit topique, soit général. L'analyse philosophique de l'état inflammatoire ou sthénique d'une partie, et de ses effets sympathiques sur le système ne nous permettent point de souscrire indistinctement au précepte du Professeur de Paris.

Formons donc des vœux pour que M. Roux

(1) Œuv. posth. vol. VI.
(2) Nos. phil. etc. vol. 2.
(3) Nos. chir. tom. 2.

veuille bien dans ses travaux qu'il poursuit avec autant de zèle que de succès s'arrêter un jour sur le second mode d'inflammation que BICHAT nous a indiqué un peu trop succintement, et qui, pour être plus rare que le premier, n'en mérite pas moins toute l'attention des personnes de l'art par la prompte et facile mortification dont il est suivi: ami de BICHAT, identifié à ses pensées, M. ROUX ne peut à moins que de nous transmettre des choses fort intéressantes sur ce point de pathologie, où il saura nous continuer en quelque sorte l'existence de ce grand homme, comme il lui est réussi de faire dans le cinquième vol. de son *Anatomie descriptive*.

XXV. J'aborde une question intéressante, à laquelle je ne puis et ne dois omettre de toucher, quoiqu'elle n'ait qu'un rapport très-indirect avec le point de doctrine pathologique qui fait l'objet de ce Précis.

Nous avons vu ci-dessus les différentes théories de l'inflammation, ainsi que les différens systêmes de la médecine se glisser les uns après les autres à l'aide des défauts et des malheurs plus ou moins frappans dont était suivie leur thérapeutique: or le systême du *contrestimulus* doit son origine aux résultats trop souvent funestes de la méthode presqu'indistinctement stimulante des Browniens: et on ne doit pas être surpris que la médecine *contrestimulante* ait vu le jour dans les écoles mêmes où naguère le systême de BROWN était préconisé comme la réforme la plus salutaire que l'on pût attendre dans l'art de guérir, comme un véritable bienfait de la Providence.

La doctrine de la diathèse asthénique par faiblesse directe ou indirecte, d'où, suivant ce système, tiraient leur source presque toutes les maladies du corps humain, cette dernière sur-tout a donné lieu à des méthodes curatives toujours basées sur l'indication de stimuler, d'exciter. Les trop fréquemment malheureux résultats de cette pratique meurtrière commencèrent par inspirer des doutes sur la réalité de cette faiblesse indirecte, et plus encore sur la justesse de l'indication de toujours stimuler, indiquée par BROWN (1). L'on imagina donc de se servir dans ce cas

(1) Nos jeunes Médecins se sont heureusement trouvés dans une position plus avantageuse par la sage réserve que la Faculté de Turin montra de tout temps à l'occasion d'innovations même éclatantes dans l'art de guérir. Ils ont encore été préservés de la contagion de cet enthousiasme qui s'est développé dans les têtes italiennes par la lecture d'un ouvrage aussi sublime dans sa conception que profond dans son exécution, que mon très cher et respectable collègue CANAVERI a imprimé en l'an XIII avec le titre d'*Analyse et Réfutation des élémens de médecine du D. J. BROWN.* Les mérites réels de cette nouvelle production du Professeur CANAVERI, dans laquelle il a déployée une logique juste et serrée, et toute la rigueur de l'analyse philosophique n'ont point échappé à la sagacité du savant M. TOURLET, qui dans le Moniteur du 19 juillet 1806, en rendant un compte très-détaillé de cet intéressant ouvrage, s'exprime ainsi : „ Nous dirons avec justice que M. CANAVERI a parfaite„ ment rempli son but : qu'il a déployé dans cette réfutation „ tout ce que la méthode, la saine logique, l'art d'enchaî-

des mêmes moyens qui étaient suggérés par BROWN dans la diathèse sthénique, dont il enseignait lui-même que celle-là était un résultat. Les premiers essais répondirent à l'attente; et dès-lors plus de faiblesse indirecte: les diathèses furent réduites à deux seules, c'est-à-dire à la sthénique ou hypersthénique, et à l'asthénique ou hyposthénique.

De cette distinction des deux états où doit se trouver le système vivant dans les cas de maladie il n'y eut plus qu'un pas à faire pour songer que non seulement les médicamens et les substances qui convenaient dans un de ces états auraient certainement été nuisibles dans l'autre; mais que ceux qui réussissaient avantageux par ex. dans la diathèse hypersthénique, où l'excitement vital est généralement exalté, devaient l'être non seulement parce qu'ils stimulaient relativement moins que tant d'autres, ou parce qu'ils diminuaient une por-

---

„ ner les idées et de les faire valoir peuvent offrir de res-
„ source dans la matière qu'il avait à traiter.

„ M. le Professeur CANAVERI a l'art de rendre palpables
„ toutes les contradictions et de pousser son adversaire jus-
„ que dans ses derniers retranchemens. . . . .

„ C'est sur tout dans l'examen des conséquences de la
„ doctrine Brovvnienne qu'il montre une supériorité incon-
„ testable „.

Je ne suivrai pas plus loin M. TOURLET: il conclut par rendre la plus haute justice aux talens de notre auteur, et les expressions qu'il emploie, très-justement méritées du Professeur CANAVERI, n'en font pas moins honneur à la Faculté, à laquelle il appartient.

tion des stimulus naturels par les évacuations qu'ils opéraient, ce qui était conforme à la doctrine Brownienne; mais bien sûrement parce que, dans leur manière d'agir sur la fibre vivante, ces substances y font une impression toute différente, la mettent dans une condition diamétralement opposée à celle qu'opèrent sur elle les stimulans quelconques: et c'est à ces substances, à ces agens directs de faiblesse, de diminution de réaction vitale que l'illustre RASORI le premier a donné, dit-on, le nom de *contrestimulus*.

L'histoire des empoisonnemens, dont les victimes n'ont offert au couteau explorateur aucune trace de lésion soit chimique, soit physique: celle des plaies envenimées, les plus simples en apparence, suivies bientôt de la gangrène et de la mort; ces déplorables circonstances n'attestent que trop l'existence de principes capables de porter sur la vitalité du systême une si profonde atteinte qu'elle en reste anéantie plus ou moins promptement. Mais d'autre part ce serait faire tort à la Providence que de songer qu'elle n'eût répandu sur la surface du globe de ces êtres délétères que pour multiplier les instrumens de destruction, et donner à la malice de l'homme de plus amples moyens pour se défaire de ses semblables. Croyons donc qu'il y a ici, comme dans toutes choses, une compensation, et que la plûpart de ces substances maniées par des mains habiles et exercées pourront devenir d'une utile et précieuse ressource dans le cas de ces maladies éminemment inflammatoires, attaquant sur-tout quelqu'un des organes les plus importans à la vie, où l'efficacité des moyens les plus énergiques employés jusqu'à présent ne se trouvait que trop souvent inférieure à la violence du mal.

C'est effectivement ce que l'expérience de plusieurs années a confirmé par les soins éclairés, courageux et constans de plusieurs des zélés partisans de la médecine *contrestimulante*, et entr'autres par ceux d'un homme que j'ai déjà dû nommer plusieurs fois avec toute la considération qu'il inspire, l'illustre Professeur TOMMASINI.

Le Journal de la Société médico-chirurgicale de Parme est le dépôt précieux et intéressant des différens mémoires et observations que M. TOMMASINI et d'autres zélés collaborateurs y ont inséré, constatant l'utilité plus ou moins considérable, mais toujours constante des substances dites *contrestimulantes* dans le traitement des maladies produites, ou entretenues par une phlogose soit aigue, soit chronique de quelque partie de l'organisme animal (1); car il ne faut point se dissimuler que si BROWN ne voyait par-tout que maux asthéniques, que faiblesse directe ou indirecte, et n'admettait que très-rarement une maladie sthénique, les Médecins *con-*

---

(1) V. vol. VII, pag. 200, vol. VIII, pag. 251 (*V. la note* (*) *à la fin de l'ouvrage*), et vol. IX, pag. 274.

*trestimulans* ne voyent presque plus que des maladies inflammatoires, des phlogoses occultes, cachées, masquées, imperceptibles à la vérité par les phénomènes ordinaires à cette forme d'affection, mais bien certainement reconnaissables par les bons effets des *contrestimulus*. Du moins avec l'action prompte et directe de ces remèdes sur l'état de la fibre morbifiquement excitée dans la diathèse inflammatoire, l'usage de la saignée en deviendra excessivement borné ; car le cas où cette diathèse soit provoquée ou entretenue par la phlogose de la membrane interne de tout le systême sanguin, comme l'ont observé d'abord FRANK (1), ensuite d'autres hommes de l'art (2), est heureusement très-rare. Ainsi les personnes affaiblies par des maladies antécédentes, les femmes vapoureuses, auxquelles les attaques d'hystérisme renaissans à la moindre cause empêchent presque de prendre la nourriture nécessaire à la vie ; celles qui pour prix de leurs déréglemens habituels promènent devant le public un squelette couvert d'une peau décolorée, presque cadavéreuse, ou bien sous l'apparence d'un embonpoint trompeur traînent un corps tapissé d'un tissu cellulaire bouffi, engorgé, approchant de l'anasarque ; le jeune-homme épuisé par toute sorte

(1) V. De cur. hom. morb. epit. tom. 1, pag. 187.

(2) V. SASSE de vas. sanguin. inflam. dissert. (BRERA opusc. path. tom. II, pag. 143).

d'excès; l'hypocondriaque au teint jaunâtre, au ventre balonné; le vieillard dont la peau desséchée et l'atrophie des muscles approchent d'une destruction inévitable; tous ces êtres qui n'en sont pas moins sujets à des maladies inflammatoires devront à l'heureuse invention des *contrestimulus* une guérison aussi prompte que facile, sans être obligés de l'acheter par la perte d'un liquide qui se trouve très-appauvri chez eux. Nous n'en sommes pas encore à ce point: les inventions du génie avant de recevoir la sanction universelle doivent passer par le creuset de l'observation et de l'expérience, et celles-ci n'apposent que fort lentement le sceau de leur approbation aux conceptions de celui-là. Ainsi la saignée, quelle que soit la condition et l'âge du malade atteint d'inflammation soit manifeste, soit cachée, par la seule raison que de celle-ci partent continuellement des irradiations irritatives qui entretiennent la diathèse hypersthénique, la saignée, dis-je, forme encore aujourd'hui, comme elle formait il y a plus de 2000 ans, la base et le pivot du traitement antiphlogistique. C'est cette dernière remarque qui fait dire aux *anti-contrestimulans*, qui ne manquent pas dans le pays même où ce systême a vu le jour (1), que l'on a peut-être beaucoup trop

(1) V. Giorn. della Soc. Medico-chir. di Parma vol. 9, pag. 3 et suiv.

agrandi le tableau des maladies inflammatoires, comme l'on a multipliée de beaucoup trop la série des substances *contrestimulantes.*

Il n'est pas de mon ressort d'entrer dans ces différentes questions, auxquelles répondra certainement le célèbre auteur de ce système dans l'ouvrage auquel il travaille avec le calme d'un vrai philosophe. Je me hâte de toucher au point de contact que la méthode *contrestimulante* a avec la doctrine de l'inflammation; et ce sera par les réflexions qui en découleront que je finirai ce paragraphe.

Nous avons vu au §. XXII (1) que M. TOMMASINI donne pour caractères de l'inflammation ou de la phlogose, lorsqu'elle a été portée à un certain degré et a duré quelque temps, ou une sensibilité très-exquise, une vive excitabilité de la partie qui a été atteinte d'inflammation, ou, lorsque celle-ci a duré plus long-temps, une insensibilité plus ou moins complète, un état d'indolence. Il attribue le premier phénomène à la création de nouvelles fibres, de nouveaux nerfs, et de nouveaux vaisseaux; qui, suivant la théorie de DARWIN, ne manque jamais d'avoir lieu dans toute inflammation un peu grave (2); il rapporte l'autre à des attein-

(1) Caractère 2 et 8.

(2) V. Zoonom. tom. III, pag. 62, et tom. IV, pag. 289 et suiv.

tés plus ou moins profondes, à la désorganisation plus ou moins étendue qui ont eu lieu dans la partie enflammée en vertu de la force destructive de la phlogose. Ainsi voilà deux effets tout-à-fait opposés d'une seule et même cause, surorganisation d'un côté, et destruction plus ou moins étendue de l'organisme de l'autre.

Cette proposition de M. Tommasini m'avait déjà laissé des doutes sur son exactitude, et je les aurais exposés au §. précité, si je n'avais su de pouvoir le faire plus à propos ici. Les deux phénomènes susénoncés, dont M. Tommasini prétend que toute inflammation un peu intense est constamment suivie, sont susceptibles d'une explication, selon moi, beaucoup plus admissible. Et d'abord la sensibilité plus vive de la partie qui a été enflammée et sa très-grande facilité de récidiver, ces circonstances peuvent fort bien s'expliquer par la permanence dans cette même partie d'un reste de cette exaltation de la sensibilité qui forme un des premiers et principaux phénomènes de toute inflammation active, ce que les parties ligamenteuses et tout le systême fibreux en général manifestent surtout dans les vicissitudes de l'atmosphère, circonstance relevée par M. Tommasini lui même, quoiqu'il croie pouvoir l'attribuer à toute autre cause (1).

(1) V. l. c. pag. 428 et Lez. crit. etc. vol. 1, pag. 269.

D'ailleurs cette formation de nouveaux tissus pendant le stade plus intense d'une phlogose est un de ces êtres de raison dont fourmille l'ingénieux ouvrage de DARWIN, comme c'en est un autre leur destruction consécutive par les lymphatiques de la partie que cet auteur charge tout exprès de cette mission importante (1).

„ In inflammationibus, *nous l'avons lu dans* „ *GALIEN* (2), omnia sanguine replentur, ex vasis „ quidem ipsis per tunicas resudante, in omni vero „ carnis particula more roris permixto „. L'assertion du Médecin de Pergame a été confirmée par les observations de tous les grands hommes qui se sont occupés après lui de la doctrine de l'inflammation. L'immortel HALLER nous en a transmise une sous le titre *de inflammationis natura* (3), qui est une nouvelle preuve de l'exactitude de GALIEN

(1) En effet ces inflammations artificielles, que notre collègue BUNIVA dès l'an 1798 est parvenu à produire au moyen de ses ingénieuses injections de sang délayé sur des cadavres d'hommes très-âgés, chez lesquels tous les tissus naturellement blancs acquirent une couleur rouge très-intense, ne prouvent-elles pas encore qu'il n'est pas du tout nécessaire de recourir à la création de nouveaux vaisseaux pour expliquer la couleur d'écarlate dont se recouvrent les surfaces naguères de blanc de perle après l'exaltation de l'activité vitale de leur système capillaire dans l'inflammation sthénique, ainsi que leur rougeur moins vive produite par le sang dont il est pénétré ensuite de la diminution de ses forces vitales dans l'asthénique ?

(2) V. ci-devant pag. 15.

(3) V. Opusc. pathol. pag. 75. V. aussi la page 15 et 18.

dans la description de l'inflammation qu'il nous a donnée. Je la rapporterai ici en entier, parce qu'il me paraît qu'on n'y a pas fait assez d'attention.

„ In puerpera quam erysipelas extinxisse videba-
„ tur, primum evidenter, deinde in numerosis aliis
„ cadaveribus, naturam inflammationis mihi sum
„ visus me perspexisse. Intestina flatu insigniter dis-
„ tenta, tota inflammata erant, non quod vascula
„ sanguine unice distenderentur, sed quod cruor
„ secundum totam longitudinem arbuscularum vas-
„ culosarum in cellulositatem effusus lineam ob-
„ scure rubentem in vasis circumscriptam efficeret.
„ Idem malum injectio imitatur, quando in primis
„ tenacior materies aeque per resistentia vasa ur-
„ getur „.

Je l'ai dit ailleurs, et je n'hésite point de le répéter ici. " L'observation attentive des phénomè-
„ nes pathologiques qui se passent dans l'écono-
„ mie animale sous l'influence de l'inflammation
„ nous démontre que ses effets varient en raison
„ de son intensité depuis la mort de la partie qui
„ en est le siége, jusqu'à la formation de nou-
„ veaux tissus organisés: pour produire ce dernier
„ phénomène *un léger surcroît d'action vitale suffit*:
„ les adhérences organiques des poumons à la pleu-
„ re, des hernies au sac, le développement des
„ loupes, des sarcomes, des exostoses actives
„ après des irritations quelquefois inaperçues, très-

„ souvent oubliées en sont une preuve convain-„ cante (1) „. Bien plus, dans les maladies mêmes où cette formation ou ce développement de nouveaux tissus devient le moyen nécessaire de guérison, dans les plaies par ex. leur réunion immédiate lorsqu'elles sont simples incisions, et la médiate de celles avec perte de substance n'ont point lieu pendant le premier stade de l'inflammation dont elles sont d'abord suivies; et si l'on n'est pas attentif à la modérer par toute sorte de moyens lorsqu'elle est un peu intense, les premières se changent en plaies suppurantes, et dans les autres non seulement est retardé l'établissement de cette louable suppuration, compagne indivisible de la végétation des bourgeons charnus qui doivent remplir l'intervalle qui en sépare les bords, et en opérer la réunion; mais on risque encore de les voir transformées en véritables ulcères. D'ailleurs cette exaltation, ou, pour me servir de l'expression de Bichat, cette aberration de la sensibilité se manifeste assez souvent chez des individus et dans des organes où l'on ne peut point supposer l'existence de tissus de nouvelle création; et M. Tommasini lui-même l'a fort bien remarqué, lorsque décrivant les suites pernicieuses de l'abus des mercuriaux dont l'action, suivant lui, est *contrestimulante*, “ infine, *dit-il*,

(1) V. Obs. d'une exost. partic. prod. de cause ext. pag. 40.

„ parmi un argomento gravissimo a sospettare che „ l'azione del mercurio sulla fibra vivente sia opposta a quella che vi esercitano gli eccitanti, la „ suscettibilità somma che rimane alla fibra stessa „ di risentire con forza l'impressione degli stimoli „ anche i più miti. Quegli sciaurati che sono stati „ trattati troppo ostinatamente o coraggiosamente „ coi mercuriali sono divenuti fragili come vetro, „ e suscettibili come il più delicato termometro „ alle più ordinarie impressioni. La gola, il naso, „ gli occhi, le ossa ec. ec. (1) „.

Quant à la seconde partie de la proposition de M. Tommasini, l'insensibilité et l'indolence de la partie qui a été attaquée d'une forte inflammation, ou y a été sujette plusieurs fois, cet état constitue une des terminaisons de l'inflammation que les pathologistes appellent induration: il est une suite de cette exsudation sanguine dans les parties riches en système capillaire artériel, de lymphe plus ou moins concrescible dans les cellules du tissu cellulaire, et dans les glandes sur-tout, d'humeur gélatineuse dans les tissus fibreux, de phosphate calcaire dans les os (2). C'est un phénomène que j'ai encore relevé

---

(1) Sulla febbre di Livorno ec. pag. 459 et suiv.

(2) Ce simple énoncé sera suffisamment développé dans mes *Recherches sur les effets pathologiques de l'inflammation dans les divers tissus*, ouvrage dont je vais préparant les matériaux, et que j'espère de publier comme faisant suite à celui-ci.

dans l'observation précitée. « L'exostose active, y „ dis-je, ne doit pas non plus être comparée à „ l'induration dont sont quelquefois attaquées les „ parties molles, le tissu cellulaire, et les glandes „ sur-tout, après l'inflammation. Dans cette termi- „ naison, qui peut aussi avoir lieu dans les os „ (comme le prouvent *les observations des mala-* „ *dies des os par sécrétion superflue* de M. G. Ness-„ Hill (1), les actions vitales de la tumeur sub- „ sistante, loin d'être plus énergiques, s'y trouvent „ au contraire enrayées et presque suffoquées par „ la quantité de matière inorganique qui fut dépo- „ sée entre les lames, les feuillets et les fibres „ des différens tissus durant la période inflamma- „ toire (2) „. Et il est si vrai qu'il n'y a point ici de véritable altération de structure, ni aucun principe de désorganisation, que M. Broussais, dans l'intéressant ouvrage que j'ai déjà eu lieu de citer, a remarqué que dans l'induration qui survient aux poumons après leur inflammation, et qu'il nomme *hépatisation*, si on laisse macérer dans l'eau et qu'on lave à plusieurs reprises des morceaux de poumon ainsi dégénéré, on les fait redevenir perméables à l'air. Faisons donc des vœux pour que la matière médicale réussisse enfin à nous indiquer

(1) V. Journal de Méd. par MM. Corvisart et Boyer tom. VI, pag. 122.

(2) Obs. préc. pag. 39.

des substances capables d'opérer par leur action sur l'organe engorgé le repompement de ces exsudations, comme la chirurgie parvient fort souvent à dissiper avec des remèdes soit topiques, soit internes ces indurations dans les glandes externes, le testicule et les mamelles par ex. et celles du tissu cellulaire après les phlegmons etc.

Au reste, pour revenir au premier point de la proposition de M. Tommasini, qui forme le sujet de ces remarques, il n'y a pas de praticien un peu exercé, et M. le Professeur de Parme en est certainement du nombre, qui n'ait eu le bonheur, lorsqu'il a été appelé à temps, et qu'il a été secondé de tous les accessoires nécessaires, de guérir radicalement des ophtalmies très-graves, des esquinancies de toute espèce, des phlegmons, des érysipèles, sans qu'il en soit résulté aucun défaut, aucun vice de structure dans l'organe précédemment enflammé.

Quant aux lésions organiques (abstraction faite de la suppuration et de la gangrène), auxquelles sont sujettes les parties atteintes d'inflammation grave et chronique, à leur dégénération en surface ulcéreuse et suppurante pour les membranes muqueuses gastro-pulmonaire et génito-urinaire, en organe exhalant un liquide plus ou moins chargé de principe albumineux pour les séreuses des trois cavités, ce fait n'est que trop vrai, et les deux gros volumes de M. Broussais n'en contiennent que trop d'exemples funestes. Cependant, comme le remarque ce savant, elles ne seraient ni si fréquentes, ni si fréquemment mortelles, si les circonstances de la guerre ne missent le soldat (où il les a observé uniquement) dans la presqu'impossibilité d'être traité selon les lois de l'art les plus rigoureuses, et si celui-ci trop facilement indocile aux conseils du Médecin n'éludât, la plùpart du temps, l'effet des soins qu'il lui administre, par des excès de tout genre. D'ailleurs, il l'avoue lui-même, le nombre des victimes a considérablement diminué depuis qu'il a abandonné la pratique toujours excitante de Brown.

Mais encore fallait-il pour nous rassurer sur les conséquences désolantes des caractères de l'inflammation susmentionnés, établis par M. Tommasini, que le nouveau systême réussît, par des saignées répétées, et par l'emploi des *contrestimulus*, à guérir des sujets qu'une diathèse hypersthénique entretenue par la présence d'une très-ancienne phlogose cachée avait tellement desséchés, qu'ils ne paraissaient guères plus susceptibles que d'un traitement palliatif (1).

XXVI. Pour ne rien laisser de ce qui est à ma connaissance sur la doctrine de l'inflammation, je dois encore au même Journal de la Société médi-

---

(1) Journal méd. chir. précité vol. VII, pag. 209, vol. VIII, n. 1, 2 et 4, et vol. IX, pag. 46 et suiv.

co-chirurgicale de Parme (1) la notice d'un ouvrage allemand de M. E. Horn actuellement Professeur de clinique à Berlin, ayant pour titre *Manuel de chirurgie médicale.* La première section est consacrée à l'inflammation en général. L'auteur, après avoir passé en revue les opinions de Boerrhaave, de Pringle, Hoffmann, Haller, Cullen et Reil sur la cause prochaine de l'inflammation, conclut en disant que la détermination exacte de cette cause est encore un problême, dont la solution lui paraît très-difficile. Il croit cependant que la nature de l'inflammation sera caractérisée d'une manière assez précise, si l'on dit qu'elle est „ une affection locale qui dépend de l'hypersthénie „ ou de l'asthénie, et qui est constamment ac- „ compagnée d'une augmentation *extensive* de l'ac- „ tivité des fonctions de la partie affectée, et dont „ la forme vient déterminée par la rougeur, la „ douleur, la chaleur et la tumeur „.

Dans le développement de ces différens phénomènes M. Horn s'approche beaucoup de M. Chartet, et par conséquent s'il ne penche pas pour la seule inflammation asthénique comme ce dernier, au moins pour la plus grande fréquence de celle-ci. Très-attaché au systême de Brown, il n'admet aussi comme lui que ces deux espèces d'inflamma-

(1) V. vol. VIII, n. 1 et 2.

tion, et rattache à l'asthénique celles que les anciens appelaient *atoniques*, *froides*, *fausses*, *malignes*; et l'explication qu'il en donne est toute semblable à celle du Réformateur Ecossais. Comme celui-ci, M. HORN est fort chancelant dans le diagnostic de ces deux espèces d'inflammation à cause, dit-il, de la presqu'identité des symptômes locaux; cependant lorsqu'il s'agit de décider la méthode curative, il se montre réservé sur l'évacuante indiquée par l'inflammation hypersthénique, laquelle, selon lui, outre d'être extrêmement rare, passe avec une extrême facilité en asthénique, soit qu'on l'ait abandonnée à elle-même, soit par l'abus de la méthode débilitante. Il fait ensuite sur l'usage de la saignée dans l'inflammation des remarques que MM. les Journalistes de Parme ont fort sagement combattues. Il ne laisse pas cependant de conseiller l'usage soit interne, soit topique de différentes substances *contrestimulantes*, quoiqu'il ne les appelle pas de ce nom. En exposant le traitement de l'inflammation asthénique, qui est tout basé sur les stimulans tant locaux qu'internes, il rappelle à l'attention des praticiens la nature asthénique de presque toutes les inflammations provenant de lésion locale, et il se trouve à cet égard parfaitement d'accord avec BROWN, dont il se montre par-tout un zélé partisan; cependant il avertit fort à propos d'être très-circonspect dans l'emploi des stimulans pour la cure de l'inflammation asthénique, de crainte, dit-il, d'opérer un surcroît d'irritation dans la partie enflammée, et donner lieu à la suppuration ou à la gangrène; ce qui prouve au moins, comme le remarquent les mêmes Journalistes, que M. HORN est beaucoup plus sensible à la voix de l'expérience, qu'attaché aux illusions de sa théorie; et certes, il faut convenir qu'il serait à désirer que tous les hommes à système imitassent M. le Professeur HORN.

XXVII. En réfléchissant tant soit peu sur ce que l'on vient de lire, on s'apercevra que l'*irritation*, le *spasme* et l'*obstruction* sont les principes sur lesquels ont été étayées les différentes théories de l'inflammation, dont il est parlé dans ce Précis. L'insuffisance, l'absurdité de celles tirées du spasme et de l'obstruction ont été, je crois, mises en évidence par ce que l'on a rapporté des différens auteurs qui ont entrepris l'analyse de l'influence que peuvent avoir sur la formation de cette affection ces deux états morbifiques. La seule circonstance de servir à rendre raison de maladies de caractère divers, et de ne pouvoir par conséquent soutenir cette preuve inverse indiquée par M DUMAS doit suffire pour les faire rejeter comme vicieuses. Reste l'irritation. Entrevue par le Père de l'art, citée en plusieurs endroits par GALIEN comme cause occasionnelle d'inflammation, nous avons vu VANHELMONT fonder sur elle une doctrine, laquelle, abstraction faite des formes allégoriques dont il l'avait revêtue, a été généralement admise, et est enseignée de nos jours par les meilleurs pathologistes. Mais certainement la doctrine de l'inflammation fondée sur ce principe n'aurait point acquis ce degré de solidité et d'évidence qui en atteste l'utile influence sur la pratique, sans les progrès qu'a fait de nos jours la physiologie du système vasculaire, ou, pour mieux dire, sans le retour des physiologistes modernes aux principes lumineux que sur les propriétés vitales de ce système nous laissa GALIEN. C'est ainsi que BICHAT, éclairé de la vraie physiologie du système capillaire, est parvenu, après une irritation donnée, à nous dévoiler le mécanisme de l'inflammation, à former, pour ainsi dire, sous nos yeux tous les symptômes qui la caractérisent. Mais cette théorie n'est admissible que pour l'inflammation active ou sthénique, à laquelle, comme plus fréquente, ont été presqu'uniquement dirigées les considérations des pathologistes. L'empire absolu que jusqu'à ces derniers temps, en dépit des leçons de GALIEN, et de quelques écrits de physiologistes plus modernes, l'on a donné au cœur sur la circulation, et la pathologie humorale, au moyen de laquelle il est si aisé, même à la médiocrité, de rendre raison des symptômes alarmans et souvent funestes de l'inflammation passive ou asthénique ont été, je crois, la seule cause de ce que l'on ne s'est point donné la peine, avant BROWN, d'analyser l'état divers des actions vitales du systême capillaire dans cette espèce d'inflammation. Cette diversité cependant a été sentie par les anciens, QUESNAY nous en a averti, et BICHAT nous l'a indiquée. Ce qu'en ont écrit ensuite MM. CHORTET et HORN ne suffit point pour éclaircir ce point important de pathologie. En admettant l'inflammation asthénique primitive je n'ai fait qu'effleurer les phénomènes qui me paraissent en attester l'existence; je me propose de donner de plus amples développemens à mes inductions dans les *Recherches sur les effets pathologiques de l'inflammation dans les divers tissus*. Il existe d'autre part des pathologistes justement accrédités, qui ne croient point à cette espèce d'inflammation. Nous verrons, par l'ouvrage que M. TOMMASINI va faire paraître incessamment sur cet intéressant sujet, s'il faudra renoncer à l'idée d'une inflammation asthénique primitive, malgré les lumières qu'ont répandu sur elle les progrès de la pathologie, et tirer d'une autre source, que de l'affaiblissement des propriétes vitales de la partie qui en est atteinte, l'explication de la sensation particulière de douleur et de chaleur dont se plaint le malade, ainsi que celle de la variété des autres phénomènes concomitans, sensible au praticien pathologiste.

FIN.

## NOTE CITÉE A LA PAGE 113.

(*) Dans une note à cette seconde partie de son intéressant Mémoire sur l'action déprimente ou débilitante de quelques remèdes, M. TOMMASINI, qui, comme nous avons déjà vu, a mis dans ce rang les oxides mercuriels, tâchant de rendre raison des phénomènes d'irritation et d'inflammation qui se manifestent souvent dans la muqueuse de la bouche et dans les glandes salivaires par l'usage de ces remèdes, observe " que ce serait une fausse induction contre l'action contrestimulante de ces substances, que celle qui se tirerait de la formation pendant leur emploi d'une affection phlogistique partielle, ou d'une maladie provenante d'un stimulus local. Si l'on voudra, dit-il, distinguer dans certains remèdes leur action vitale (stimulante ou contrestimulante) de leur action chimique, l'on concevra aisément que, doués même de force contrestimulante, ils peuvent quelquefois donner lieu à une inflammation. Cette inflammation, ajoute-t-il, ne dépend point d'un stimulus que le remède ait ajouté à la fibre, mais elle est l'effet d'un procédé chimique plus ou moins désorganisateur, capable d'altérer, quelle qu'en soit la manière, les conditions de tissu de la fibre vivante, auquel procédé succédera nécessairement le ressentiment vital ou la phlogose des fibres contigues aux désorganisées, mais lesquelles ne le sont pas encore. . . . . . Donc, conclut-il, un remède quant à son action vitale peut être contrestimulant, quoiqu'employé au point d'agir chimiquement puisse occasionner une inflammation, une maladie de stimulus ": et il étaie sa conclusion des effets différens que produisent, suivant qu'ils sont plus ou moins délayés, l'acide nitrique, le nitrate d'argent, les cantharides elles-mêmes, et ceux qu'a produit l'eau de laurier-cerise employée topiquement, qui est cependant un des contrestimulans les plus énergiques.

Malgré toute la sagacité déployée par M. TOMMASINI pour concilier deux effets aussi diamétralement opposés d'un seul et même remède ; et malgré ses grandes ressources pour donner à ses opinions toute l'apparence de vérités incontestables, je doute que, soumise à la rigueur de l'analyse philosophique, et placée vis-à-vis de faits pratiques les plus avérés et les plus connus, cette proposition du Professeur de Parme puisse acquérir ce caractère de solidité et d'évidence, sans lequel elle n'en serait toujours qu'une ingénieuse hypothèse.

Je ne m'en tiens qu'aux préparations mercurielles, parce que la question m'en paraît assez intéressante. M. le Professeur n'ignore certainement point les différentes hypothèses qui ont été imaginées à différentes époques pour expliquer soit la salivation qui a si souvent lieu pendant leur usage, soit la manière dont elles opèrent la guérison de la maladie syphilitique. Parmi ces hypothèses il y a celle de M. MITTIÉ sous le titre de *Nouvelle étiologie de la salivation*, par laquelle le mercure administré de quelque manière que ce soit circulerait avec le sang, et les autres humeurs sous la forme d'un oxide animal, et porté aux glandes salivaires naturellement plus disposées à en ressentir l'action, il y serait la cause déterminante de la salivation, dont les suites résulteraient plus ou moins graves et pénibles en proportion de l'action stimulante de l'alkali qui, suivant cet écrivain, se dégage dans la combinaison du mercure avec l'acide animal ; cette théorie, quoique ingénieuse, n'en est pas plus probable, sur-tout depuis que l'analyse faite par le Docteur CRUIKSANK de la salive, des urines et du sang de ceux chez qui la salivation a lieu, a démontré que ces humeurs ne contenaient pas la plus petite molécule de mercure : ce qui a été encore confirmé, sur l'invitation de l'illustre FRANK père, par le célèbre chimiste MARABELLI ; celui-ci, ayant analysé avec la plus scrupuleuse exactitude la salive, les urines, la sueur et les excrémens des personnes qui subissaient le traitement mercuriel, et chez qui ces évacuations étaient même augmentées pendant cet intervalle, n'y a jamais découvert le moindre indice de mercure (1). Et que dirons-

(1) *V. Bibl. della più recente letterat. med. chir. tom.* 1.

rons de l'heureuse idée de BRERA de se servir, pour calmer la salivation excitée par les frictions mercurielles, de l'administration d'oxides mercuriels, des pilules mêmes de sublimé, ce qui lui a parfaitement réussi, ainsi qu'aux Docteurs FERRARIO de Crémone, BIANCHETTI et TERZAGHI Milanais (1)?

Voilà donc cette action chimique des oxides mercuriels sur la muqueuse de la bouche et sur les glandes salivaires devenue fort problématique (2); car pour que ce procédé chimique, cette destruction de tissu s'ensuive il faut le contact immédiat de ces oxides sur la fibre vivante (3); mais pourquoi cette action destructive n'aurait-elle pas lieu sur la très-délicate et très sensible muqueuse de l'estomac où ces substances arrivent indécomposées, plutôt que d'attendre, pour effectuer leur procédé désorganisateur, qu'elles aient subi différentes combinaisons par leur mélange soit avec les sucs gastriques et entériques, soit avec le chyle, la lymphe et le sang qui les conduira sous une forme inconnue à la muqueuse de la bouche et aux glandes salivaires? D'ailleurs si dans l'action destructive des caustiques sur les tissus vivans les symptômes d'irritation et d'inflammation viennent après leur procédé chimique, comme M. TOMMASINI le remarque lui-même (4), dans les phénomenes que les mercuriaux suscitent dans la muqueuse de la bouche et dans les glandes salivaires, les

---

*pag.* 714, 715. BRERA *e* BRUGNATELLI *Comm. med. tom.* 1, *pag.* 66.

(1) *V. l. c. pag.* 73, 74.

(2) *Elle ne pourrait être admissible que dans le cas des frictions faites avec le calomel dans l'intérieur des joues, autour de l'orifice des conduits de* STHENON, *suivant la méthode de* CLARE.

(3) *M.* TOMMASINI *nous avait cependant prévenu* (*Lez. crit. tom. III, pag.* 23, 24) *que* " *non è già d'uopo che i medicamenti ed i veleni siano per mezzo della circolazione condotti alle parti che ne rimangono affette per ispiegare i fenomeni che in queste si appalesano. Non è d'uopo parimenti che i medicamenti ed i veleni dallo stomaco girino a tutte le parti del corpo per giovare, o nuocere a tutto il sistema* ".

(4) *V. la note susénoncée de son Mém.*

choses se passent absolument dans un ordre inverse. Ecoutons ASTRUC décrivant les signes avant-coureurs de la salivation (1). " L'abattement des forces, les maux de cœur, la pesanteur de tête, le pouls fréquent etc. n'en sont guères que des signes éloignés. Mais on regarde comme des signes plus prochains la tumeur et la douleur des glandes parotides et maxillaires, la sensibilité des dents, la rougeur et l'inflammation des conduits salivaires, l'enflure de la langue et des gengives, la chaleur, la mauvaise odeur de la bouche, l'abondance de la salive, le crachement plus fréquent "; les ulcères de la bouche viennent ensuite. Mais encore l'on suppose ici que l'on ait administré le mercure en quantité telle que le sang qui doit le porter à la bouche en soit pour ainsi dire surchargé. Que dira-t-on lorsque les phénomènes de la salivation s'annoncent dans toute leur intensité par l'usage d'un ou deux grains de sublimé pris en 8 ou 10 jours dans un véhicule fort étendu, ou, ce que je viens de voir tout récemment, par celui du prussiate de mercure, préparation très-énergique et très-efficace, inventée par le respectable Doyen de notre Faculté, M. BONVOISIN, et donnée à la dose de deux seuls grains en quatre jours? Et l'observation de cette femme, dont parle HUNTER, atteinte de très-grands ulcères que l'on pansait " avec un onguent composé de deux onces de basilicum et dix grains de précipité rouge bien mêlés ensemble, laquelle au quatrième ou cinquième pansement environ fut attaquée d'une salivation si considérable qu'elle dura environ un mois ", malgré que par le calcul fait par cet auteur il ne soit pas passé dans le corps plus d'un ou deux grains de précipité (2)?

D'ailleurs, en partant toujours des faits, ne peut-on point expliquer cette phlogose et les ulcérations quelquefois gangréneuses qui en sont la suite par la pus grande susceptibilité de ces organes à ressentir l'impression du remède, d'où leur irritation et leur inflammation consécutive, qui, selon qu'elle sera plus ou moins intense, dans un sujet plus ou moins irritable, se bornera à une simple phlogose accompagnée d'une plus grande sécrétion de salive, ou dégénérera en inflammation ulcérative et même gangréneuse? Et n'est il

(1) *Traité des mal. vén. trad. par* LOUIS *tom.* 4, *pag.* 224.
(2) *Traité des mal. vén. pag.* 357 *et* 358.

pas propre de la membrane muqueuse de la bouche de s'ulcérer lorsque sa lame externe est atteinte d'inflammation un peu grave, comme il l'est du tissu muqueux de MALPIGHI dans l'érysipèle un peu intense? Il n'y a, je crois, aucun praticien, qui après des esquinancies tonsillaires et pharingiennes produites par des causes, autres que la supposée par M. TOMMASINI, n'ait eu à recourir à des adoucissans, à des balsamiques doux, à des légers détersifs pour amener à cicatrice les ulcérations qui s'étaient formées pendant leur cours. Donc si cette phlogose produite par les oxides mercuriels n'est point un effet de leur impression stimulante plus vivement sentie ici par une espèce d'affinité vitale, comme l'ont pensé jusqu'à présent les plus grands praticiens, au moins faudra-t-il en chercher la cause ailleurs que dans un procédé chimique. Au reste, si M. TOMMASINI dans son ouvrage sur l'inflammation, qu'on nous a annoncé sous presse, parviendra, comme il me l'a fait espérer lui-même, à dissiper mes doutes et à applanir les différentes difficultés qui se sont opposées jusqu'ici à ce que je souscrivisse entièrement à sa manière de voir sur les points importants de la pathologie qui nous divisent, M. TOMMASINI me verra rallié autour de lui avouer publiquement mes erreurs, et m'écrier avec franchise:

. . . . Heu . . . . . . .
Quae mens est hodie, cur eadem non puero fuit?

*Horat. od. 10, lib. 4.*

www.ingramcontent.com/pod-product-compliance
Lightning Source LLC
LaVergne TN
LVHW020024170826
845678LV00001B/110

* 9 7 8 2 3 2 9 7 7 3 0 6 3 *